Akupressur

Sanfte und schnelle Hilfe
zur Selbstanwendung

DR. FRANZ WAGNER

Ein Wort zuvor

KOPFSCHMERZEN AM MORGEN? Oder können Sie schlecht einschlafen? Ist Ihr Rücken verspannt, oder rebelliert Ihr Magen ohne ersichtlichen Grund? Immer mehr Menschen leiden unter diesen und ähnlichen »Zivilisationskrankheiten«, wie sie verharmlosend bezeichnet werden. Das vielfältige Angebot an Standardmedikamenten verspricht uns zwar Erleichterung. Allerdings geben wir damit die Verantwortung für unsere Gesundheit aus der Hand. Entscheiden wir uns jedoch gegen eine vorschnelle Einnahme von Tabletten, dann ist Akupressur eine bewährte und wirksame Möglichkeit, unser Wohlbefinden in Eigenverantwortung zu steigern. Denn durch Akupressur – eine aus der Traditionellen Chinesischen Medizin kommende Druckmassagetechnik – aktivieren wir unsere Selbstheilungskräfte.

AKUPRESSUR GEWINNT zunehmend an Bedeutung. Sie sorgt für die Regulierung und Harmonisierung unserer Lebensenergie und leistet damit einen wichtigen Beitrag zur Erhaltung und Stabilisierung unserer Gesundheit sowie zur Vorbeugung und Linderung von Schmerzen.

DIESER KOMPASS INFORMIERT SIE über die wissenswerten Grundlagen der Akupressur. Im großen Praxisteil finden Sie dann verständliche Anleitungen zur Behandlung der wichtigsten Alltagsbeschwerden. Damit haben Sie einen zuverlässigen Ratgeber für zu Hause und unterwegs. Nun brauchen Sie nur noch etwas Geduld und Ihre Hände.

In diesem Sinne wünsche ich Ihnen Gesundheit!
Franz Wagner

Akupressur: sicher, praktisch, wirksam

Die Akupressur ist eine Druckmassagetechnik, die vorwiegend zur Erhaltung der Gesundheit und zur Behandlung von Beschwerden eingesetzt wird. Akupressur ist

- sicher, solange Sie sich an die allgemeinen Regeln (ab Seite 25) halten. Denn sie ist eine nebenwirkungsfreie Methode, welche die Selbstheilungskräfte auf natürliche Weise aktiviert und die Gesundheit stabilisiert;
- praktisch, da sie zur Selbstbehandlung geeignet ist. Sie werden erstaunt sein, welche heilenden Kräfte Ihre Hände aktivieren können;
- wirksam, weil sich durch die Massage der Akupressurpunkte der Energiefluss verändert, was Sie meist schon während oder unmittelbar nach der Behandlung spüren.

Ursprung der Akupressur

Die Akupressur ist eine aus der Traditionellen Chinesischen Medizin (TCM) übernommene Massagetechnik, die in China bereits vor über 6000 Jahren angewandt wurde. Sie dient der Vorbeugung und Linderung vieler Alltagsbeschwerden. Die im Westen geprägte Bezeichnung Akupressur setzt sich zusammen aus den lateinischen Wörtern **acus** (Punkt oder Spitze) und **premere/pressum** (drücken). Akupressur bedeutet also die Aktivierung bestimmter Punkte durch Druck. Da diese Heilbehandlung ausschließlich mit den Händen durchgeführt wird, ist sie wesentlich sanfter als die ebenfalls aus China stammende Akupunktur (**pungere/punctum** für stechen), die ausschließlich Fachleuten vorbehalten ist.

Die chinesischen Bezeichnungen für Akupressur lauten **Zen Jui** oder **Ching Luo**. Sinngemäß bedeuten sie etwa »seidenes Netzwerk enger Wege«, ein Hinweis auf die Energiebahnen (Meridiane, ab Seite 13) im menschlichen Organismus.

Auch in der westlichen Welt gewinnt diese Heilmethode zunehmend an Bedeutung, da immer mehr Menschen selbst zu ihrem gesundheitlichen Wohlbefinden aktiv beitragen wollen. Akupressur ist leicht erlernbar und für (fast) jeden geeignet. Durch tägliche Übung stellt sich schnell Routine ein.

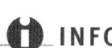 **INFO**

Mit Akupressur erreichen Sie die Balance Ihres Energiehaushalts: Zu viel Energie wird abgeleitet, fehlende Energie wird zugeführt. Ausgeglichenheit und körperliches Wohlbefinden sind das Ergebnis der energetischen Harmonisierung durch die Massage bestimmter Punkte.

Messbare Erfolge

Die heilende Wirkung der Akupressur wurde noch vor einigen Jahrzehnten von vielen Schulmedizinern infrage gestellt, da ihr Erfolg physiologisch nicht nachprüfbar war. Inzwischen wird sie als Methode zur Aktivierung der Selbstheilungskräfte unwidersprochen akzeptiert. Naturwissenschaftlich fundierte medizinische Forschungen erbringen eindeutige Beweise: Es werden neurophysiologische Reaktionen gemessen, und mittels sogenannter spirometrischer Methoden werden Veränderungen in der Atmung (tiefere und entspannte Atmung, Vergrößerung des Atemvolumens) festgestellt. Im Blutbild ist eine vermehrte Produktion von körpereigenen Schmerzmitteln (Endorphine) nachzuweisen. Damit erklärt sich die Reduzierung akuter sowie chronischer Schmerzen. Die Energiebahnen und die auf ihnen befindlichen Punkte, die durch Fingerdruck (bei Akupressur) oder mit Nadeln (bei Akupunktur) behandelt werden, sind heute unter dem Elektronenrastermikroskop als spezifisch strukturierte Faserstränge (als Teile der bindegewebigen Hülle der Skelettmuskulatur) nachweisbar. Das Wichtigste aber ist und bleibt: Die Wirksamkeit von Akupressur kann jeder an sich selbst spüren.

Gesund durch Eigeninitiative

Die Bedeutung von eigenverantwortlicher Selbsthilfe und Eigeninitiative im Gesundheitsbereich wächst. Wir alle sind aufgefordert, uns aktiv um unsere Gesundheit zu bemühen. Lange Zeit haben wir uns darauf verlassen, dass Ärzte und Therapeuten dank der vielfältigen Möglichkeiten der naturwissenschaftlich ausgerichteten Medizin unsere Krankheiten und Beschwerden heilen oder zumindest lindern. Dabei haben wir verlernt, unsere eigenen Ressourcen darin zu unterstützen, unsere Gesundheit zu erhalten.
Mithilfe der Akupressur können Sie Ihre Fähigkeiten wiederentdecken und sich aktiv um Ihre Gesundheit kümmern. Sie werden sehen, dass oft schon die kurze Massage eines Punktes die gleiche Wirkung zeigt wie so manche Tablette.

Eigenverantwortung übernehmen

Selbstbehandlung ist ein wesentlicher Teil der eigenverantwortlichen Gesundheits**vorsorge**, ohne die eine sinnvolle Gesundheits**versorgung** kaum aufrechtzuerhalten wäre. Voraussetzungen für eine sinnvolle Prävention sind eine verantwortungsbewusste Einstellung sowie grundlegende Kenntnisse über die Möglichkeiten und Grenzen der entsprechenden Maßnahme. Das gesundheitliche Wohl sollte nicht nur Aufgabe von Fachkundigen sein. Wir sollten selbst zu Experten werden. Durch die Selbstbehandlung lernen wir auch wieder, auf Signale unseres Körpers zu achten und rechtzeitig zu reagieren. Eine allgemein aufgeschlossenere Einstellung ist oft die Folge.

Vorbeugen ist besser als heilen

Die Bedeutung von gesundheitlicher Vorsorge in der TCM zeigt sich in chinesischen Redewendungen wie dieser: »Sich um Gesundheit zu kümmern, wenn man schon erkrankt ist, bedeutet, den Brunnen erst dann zu graben, wenn man schon Durst hat.« Entsprechend ist die TCM in erster Linie darauf ausgerichtet, die Menschen zur Stärkung ihrer Lebensenergien anzuleiten, um ihre Gesundheit zu erhalten. Gelingt dies nicht, so hat die Medizin versagt.

 INFO

Im alten China wurden die Heilkundigen nur entlohnt, solange die Mitglieder einer Sippe gesund waren. Eine Krankheit war in erster Linie Ausdruck der Unfähigkeit des Mediziners. Seine Entlohnung wurde ausgesetzt.

Unsere moderne Medizin konzentriert sich im Gegensatz zur TCM vorwiegend auf die Behandlung bereits aufgetretener Beschwerden und Krankheiten. Zwar wird viel von Prophylaxe gesprochen, aber nur, solange sie die Gesellschaft wenig kostet. So bleibt es unserer Eigeninitiative überlassen, etwas für unsere Gesundheit zu tun, bevor wir erkranken.

Gesundheit als Prozess, nicht als Zustand

Solange wir gesund sind, betrachten wir Gesundheit als einen selbstverständlichen Zustand. Unsere Alltagssprache verrät viel darüber. Wir sagen »bleib gesund«, obwohl nichts im Leben so bleiben kann, wie es ist, wenngleich wir es uns manchmal verständlicherweise wünschen würden. Gerne halten wir – nach dem Motto »Verweile Augenblick, du bist so schön« (frei nach Goethe) – am Vertrauten und Bewährten fest. Doch das Leben unterliegt einer ständigen Veränderung und Entwicklung.

Stellen Sie sich vor, ein Baum vor Ihrem Fenster würde seinen momentanen Zustand nicht verändern. Wäre gerade Winter, würde er kahl bleiben und nicht mehr austreiben, und Sie würden ihn vermutlich bald fällen. Wäre er in voller Blüte und würde sich nicht weiterentwickeln, könnten keine Früchte reifen.

Auch der Mensch ist solchen »Jahreszeiten« unterworfen, um sich immer regenerieren und weiterentwickeln zu können. Dazu müssen wir unsere Selbstheilungskräfte trainieren. Dabei kann Akupressur sehr hilfreich sein.

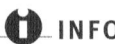 **INFO**

Gesundheit ist kein stabiler Zustand, sondern die Fähigkeit, auf die Herausforderungen des Lebens, wie körperliche Anstrengungen und seelische Belastungen, die passende Antwort zu finden.

Gesundheit ist Leben in Bewegung

In Mode gekommene Fitness- und Wellness-Programme versprechen uns die Fähigkeit, unser »Fließgleichgewicht« zu harmonisieren, indem wir uns bewegen. Denken Sie an ein stehendes Gewässer: Wenn kein Sauerstoff zufließt und Bewegung bringt, droht das Wasser modrig zu werden. Wenn wir uns wohl und gesund fühlen, fließt unsere Lebensenergie ungehindert und erledigt alle Aufgaben. Die Harmonie des Energieflusses kann durch äußere und innere Faktoren gestört werden. Unausgewogene Ernährung, Stress, Angst oder Trauer können den Energiefluss blockieren. Dieser muss dann erst wieder in Bewegung gebracht werden.

Dabei hilft die Akupressur, indem sie Energieblockaden löst und die energetische Ausgewogenheit wiederherstellt. Dazu werden gesundheitsfördernde Kräfte aktiviert, etwa durch die Massage der Yin- und Yang-Zentren (ab Seite 27) und durch die Stimulierung von Harmonisierungspunkten an Händen und Füßen (ab Seite 31).

ENERGIE FLIESSEN LASSEN

Die Akupressur hilft, Blockaden zu überwinden, damit die Energie wieder frei und ungehindert fließen kann. So wird die energetische Versorgung unseres Organsystems verbessert – denn auch der beste Motor funktioniert nicht, wenn die Kraftstoffzufuhr blockiert ist.

Prinzipien der chinesischen Energielehre

Eine enge Verbindung von Mensch und Natur ist die Basis der chinesischen Medizinphilosophie. Die Heilkunde wurde stets im Zusammenhang mit den allgemeinen Grundfragen des Lebens betrachtet. Selbst in Europa gab es diese Verbindung bis zum Mittelalter. Angehende Ärzte mussten zunächst das »Doktorat der Weltweisheit« erwerben, bevor sie sich der medizinischen Ausbildung widmen konnten.

Mensch und Natur im Einklang

Die chinesische Kultur blickt auf eine der ältesten Traditionen zurück. Durch ihre kontinuierliche Entwicklung konnte sich ein eigenständiges Konzept vom Menschen im Einklang mit der Natur und dem Universum herausbilden. Danach muss sich der Mensch in die kosmische Ordnung einfügen.
Das Gleichgewicht und die Harmonie zwischen der Lebens- und der kosmischen Energie bestimmen Gesundheit und

Krankheit gleichermaßen. Organe, Blut, Muskeln, Knochen und Nerven sind dabei nur Träger des energetischen Geschehens. Deshalb sehen wir auf Abbildungen aus der chinesischen Anatomie eine Verbindung des Herzens zum Mund. Die naturwissenschaftliche Anatomie kennt eine derartige direkte Gefäßverbindung nicht. Nur unser Volksmund verrät noch, dass auch wir Kenntnis von diesen Zusammenhängen haben. Da heißt es zum Beispiel »Wessen Herz voll ist, dem geht der Mund über«; oder wir kennen Menschen, die »das Herz auf der Zunge tragen«.

Alles ist Energie

Die TCM richtet ihre Aufmerksamkeit auf energetische Prozesse, Abläufe, Einflüsse und Funktionen. Die westliche Medizin hingegen ist vorwiegend naturwissenschaftlich ausgerichtet und konzentriert sich lieber auf (mikroskopisch) sichtbare Krankheitserreger als auf unsichtbare Energie. Die chinesische Medizin kennt ein Dutzend Hauptformen sowie mehrere Nebenformen von Energie, deren Wechselwirkungen sehr komplex sind. Zwei Hauptformen von Energie heißen Yin und Yang.

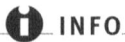 **INFO**

Das Grundprinzip der chinesischen Medizinphilosophie lautet: Alles ist Energie.

Die Wirkung von Yin und Yang

Yin und Yang sind gegensätzliche und sich gleichzeitig ergänzende Kräfte. Sie wirken in allen Lebewesen und Dingen des Universums und bestimmen alle Erscheinungsformen und Ereignisse und deren Folgen. Yin und Yang gehören stets zusammen. Das eine ist nicht besser als das andere – es ist einfach nur anders. Auf Bewegung folgt Ruhe, und der Tag ist nicht ohne Nacht vorstellbar.

YIN UND YANG

Unsere körperlich-seelische Ausgeglichenheit basiert im energetischen Sinn auf dem harmonischen Gleichgewicht zwischen Yin und Yang.

Im **Buch der Wandlungen** lesen wir: Einmal Yin, einmal Yang – das ist das Tao. Das Tao ist somit Anfang und Ende zugleich, Weg und Ziel, das große Nichts und auch die Quelle allen Seins.

Das Symbol des Tao ist der volle Kreis als Zeichen des ewigen Fließens. Die einbeschriebenen Figuren – Yin und Yang – ergänzen sich gegenseitig. Der jeweilige Punkt verdeutlicht, dass das eine immer auch im anderen enthalten ist.

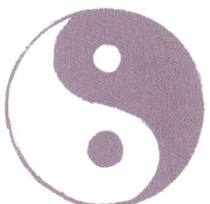

Die Natur des Menschen ist eine Synthese der polaren Kräfte Yin und Yang. Befinden sich diese Kräfte im Gleichgewicht, kann die Lebensenergie – Qi (sprich: Tschi) genannt – frei und ungehindert in ihren Bahnen, den Meridianen (ab Seite 13), fließen. Wir fühlen uns ausgeglichen und gesund. Gewinnt jedoch eine der beiden Kräfte die Oberhand, dann ist die Harmonie gestört.

Die Yin-Yang-Philosophie

Die Grundpfeiler von Yin und Yang bilden kosmische Erscheinungen: Der Mond ist Yin in Beziehung zur Sonne, die Yang ist. Der Vollmond ist Yang in Beziehung zum Neumond, der Yin ist.

Beim Menschen verhält es sich so: Unser Körper ist Yin, Geist und Psyche sind Yang. Das Seelisch-Geistige reguliert das Körperliche, das Körperliche wiederum erhält das Seelisch-Geistige.

 INFO

Allgemeine Regel: Das Yang belebt das Yin. Das Yin erhält das Yang.

Zwei Grundprinzipien prägen die Yin-Yang-Philosophie:
- Yin und Yang bestehen nur relativ zueinander. Es gibt weder ein absolutes Yin noch ein absolutes Yang. Yin wird alles genannt, was mehr Yin als Yang enthält, und umgekehrt.
- Yin und Yang stehen in einer zyklischen Beziehung zueinander. Yang verwandelt sich in seiner höchsten Ausprägung in Yin, und umgekehrt (um Mitternacht beginnt bereits der neue Tag).

In der nachfolgenden Tabelle sind einige wichtige Begriffe den Kräften Yin und Yang zugeordnet:

Yin	Yang
die Nacht	der Tag
die Erde	der Himmel
das Weibliche	das Männliche
das Alter	die Jugend
der Tod	das Wachstum
das Passive	das Aktive
die Regeneration	das Schöpferische
die Substanz	die Dynamik
die Kälte	die Wärme
die Füße	der Kopf
der Bauch	der Rücken
die Beine	die Arme

Die Energiebahnen

Die Energie zirkuliert in zwölf paarig angeordneten Bahnen, den Meridianen, die sich jeweils spiegelbildlich auf der linken und der rechten Körperhälfte befinden. In der Körpermitte, der Symmetrieachse, gibt es zwei weitere Energiegefäße, das Konzeptionsgefäß und das Lenkergefäß. Die Meridiane verlaufen sowohl auf der Körperoberfläche als auch im Körper. Wir kennen sechs Yin-Meridiane und sechs Yang-Meridiane. Jeder Yin-Meridian ist einem Hohlorgan und jeder Yang-Meridian einem Speicherorgan zugeordnet, und sie alle haben im Tagesrhythmus von 24 Stunden jeweils eine sogenannte Maximalzeit von zwei Stunden (Tabelle Seite 14). In dieser Zeit wird ein Meridian am intensivsten von Qi durchflutet.

Obwohl die meisten Meridiane nach Organen benannt werden, haben sie eine weit größere energetische Aufgabe, als nur dieses bestimmte Organ zu versorgen. So ist zum Beispiel der Herzmeridian auch im übertragenen Sinn für alles zuständig, was das Herz betrifft, also auch für Gefühle.

Die Zuständigkeit des Blasenmeridians ist aus der Alltagserfahrung leicht nachvollziehbar: Wenn wir unter Druck stehen, verspüren wir meist auch vermehrt Harndrang. Der Blasenmeridian ist also auch für psychische Belastungen und deren Folgen zuständig, wie das Sichbefreien in Form von Schwitzen oder Weinen.

Die Meridiane sind auch Elementen mit ganz bestimmten Qualitäten zugeordnet. Die Elemente Holz, Feuer, Erde, Metall und Wasser stehen über den Kreislauf des Entstehens und Vergehens miteinander in Verbindung. Dieser Kreislauf folgt auch den Gesetzen des Gebens und Nehmens und ermöglicht innerhalb der sogenannten »Fünf-Elemente-Lehre« dem fachkundigen Therapeuten, die Ursachen für Schwächezustände oder Stausituationen von Energie genauer zu diagnostizieren.

Die Meridiane und ihre Versorgungsbereiche

Meridian	Energie	Maximalzeit	Versorgungsbereiche
Herz-meridian	Yin	11–13 Uhr	Herz, Psyche, Schulter- und Armbereich, Angst, Schwindel, Blutdruck, Erschöpfung
Dünndarm-meridian	Yang	13–15 Uhr	Verdauung, Muskulatur, Schleimhäute, Kopfweh, Entzündungen, Nacken
Blasen-meridian	Yang	15–17 Uhr	Ausscheidung, Gelenke, Vegetativum, Bronchitis, Entzündungen
Nieren-meridian	Yin	17–19 Uhr	Nieren, Kreislauf, Konzentration, Husten, Müdigkeit
Kreislauf-Sexualitäts-Meridian	Yin	19–21 Uhr	Kreislauf, Hormone, Bauch, Appetit, Nerven, Kopf, Atmung
Dreifacher Erwärmer	Yang	21–23 Uhr	Atmung, Stoffwechsel, Sexualität, Rheuma, Extremitäten
Gallenblasen-meridian	Yang	23–1 Uhr	Psyche, Galle, Krampf, Koliken, Wirbelsäule, Blutdruck, Muskulatur
Leber-meridian	Yin	1–3 Uhr	Stoffwechsel, Leber, Rekonvaleszenz, Rücken, Schmerzen
Lungen-meridian	Yin	3–5 Uhr	Atmung, Lunge, Schulter, Rachen
Dickdarm-meridian	Yang	5–7 Uhr	Verdauung, Migräne, Haut, Immunsystem Schmerzen, Schleimhaut
Magen-meridian	Yang	7–9 Uhr	Magen, Verdauung, Kreislauf, Psyche, Erschöpfung
Milz-Pankreas-Meridian	Yin	9–11 Uhr	Milz, Bauchspeicheldrüse Blut, Bindegewebe, Menstruationsprobleme

Die Akupressurpunkte

Auf den Meridianen liegen Punkte und Zonen, die wir durch Massagedruck beeinflussen. Die Akupunktur kennt weit über 1000 Punkte; die Akupressur kommt mit etwa 360 Punkten aus. Bewährte Punkte für die Praxis sind:

- ### *Harmonisierungspunkte*
  Sie liegen am Anfang und am Ende eines jeden Meridians und spielen eine große Rolle beim Vorsorgeprogramm (Seite 31). Durch ihre Stimulierung werden die zugeordneten Organe und Bereiche harmonisiert.

- ### *Anregungspunkte*
  Auf jedem Meridian liegt ein Anregungspunkt. Die Massage dieser Punkte bewirkt die Freisetzung von Energie und kommt bei Unterfunktionen zum Einsatz.

- ### *Beruhigungspunkte*
  Die Stimulierung der Beruhigungspunkte auf den Meridianen hat eine sedierende, also energieableitende Wirkung. Deshalb werden sie bei allen Überfunktionen und energetischen Füllezuständen massiert.

- ### *Spezialpunkte und -zonen*
  Sie liegen teilweise außerhalb des klassischen Meridiansystems und kommen bei speziellen Störungen der Energiesysteme zur Anwendung.

Die Stimulation der Punkte

Die Energiepunkte können durch verschiedene Techniken stimuliert werden:

- ### *Akupunktmassage*
  Bei dieser Technik wird entlang der Meridiane mit den Händen oder mit Stäbchen massiert, wobei bestimmten

Punkten für die Durchlässigkeit des Energieflusses besondere Aufmerksamkeit geschenkt wird. Die japanische Form dieser Massage wird Shiatsu genannt.

- ### Moxatherapie
  Kleine Kegelchen aus getrockneten und gepressten Heilkräutern werden über den entsprechenden Punkten abgebrannt und strahlen Wärme ab. Die Moxibustion ist Fachleuten vorbehalten. Nicht alle Punkte können mit dieser Methode behandelt werden.

- ### Akupunktur
  Diese Technik ist ebenfalls eine Angelegenheit von entsprechend ausgebildeten Ärzten und Therapeuten. Ihre Wirkung ist abhängig von der Richtung und der Tiefe des Einstichs, vom Winkel und von der Drehung der Nadel (links oder rechts) sowie vom Material (Gold, Silber oder Metall).
  In Kombination mit der Moxatherapie wird die Wärme direkt durch die Nadel in den Körper geleitet. Genadelte Punkte können auch durch Elektrostimulation gereizt werden.

- ### Stimulation durch Laserstrahlen
  Laser-Akupunktur wird nur vom Fachmann durchgeführt und ist völlig schmerzfrei. Es bedarf aber noch einer intensiveren systematischen Forschung, um über die Wirkung zuverlässige Aussagen machen zu können. Einige Punkte scheinen sehr gut auf Laser-Akupunktur anzusprechen, bei anderen Punkten scheint die energetische Ansprechbarkeit geringer zu sein.

- ### Stimulation durch Fingerdruck
  Bei der ältesten und bekanntesten Form der energetischen Stimulation, der Akupressur, werden die Punkte mit den Fingerkuppen (meist Daumen oder Zeigefinger) kreisförmig massiert (Seite 23).

Die Praxis der Akupressur

Wie Sie im ersten Teil gesehen haben, ist das theoretische Gebäude der chinesischen Medizinphilosophie sehr komplex. Dagegen ist die Praxis der Akupressur unkompliziert und auch für medizinische Laien geeignet. Trotz der einfachen Anwendung lassen sich durch die Akupressur beachtliche Ergebnisse erzielen, denn sie reguliert unser Energiegleichgewicht und steuert unsere zirkulierenden Körperenergien.

Moderne naturwissenschaftliche Erkenntnisse gehen davon aus, dass sich dieses spezielle energetische Steuerungssystem schon in einem sehr frühen Stadium der Embryonalentwicklung – noch vor der Entwicklung des zentralen Nervensystems – bildet.

Sanfter Druck – starke Wirkung

Mit Akupressur setzen wir über generelle Steuerungspunkte am Körper jene Impulse, die fehlende Energie zuführen oder sich stauende Energie ableiten. Es ist tatsächlich so einfach: Wir massieren einen bestimmten Punkt und erreichen dadurch eine Veränderung unserer energetischen Situation. Das »Schlimmste«, was Ihnen passieren kann, ist die Erfahrung, dass gewisse Punkte für Ihre persönliche Energiesituation nicht die passenden sind und Sie folglich keine Verbesserung Ihres Wohlbefindens feststellen.

Machen Sie sich (und Ihrem möglicherweise zweifelnden Verstand) das Prinzip an Alltagsbeispielen bewusst: Wir knipsen einen Lichtschalter an, und ein Raum – oder gar ein ganzes Haus – wird hell erleuchtet. Wir drücken einige Tasten am Telefon und sind mit Menschen über Hunderte oder gar Tausende von Kilometern hinweg in Kontakt. Ein einfacher Impuls kann komplexe »energetische« Systeme und Prozesse in Gang bringen. Auch der Mensch ist Teil eines wunderbar funktionierenden Steuerungssystems, das wir Leben nennen. Mithilfe der Akupressur können Sie dieses Steuerungssystem Lebensenergie beeinflussen.

Die in diesem Kompass ausgewählten Akupressurpunkte entfalten ihre Wirkung im Wesentlichen aus ihrer eigenen energetischen Qualität. Viele der Punkte wirken zudem generell ausgleichend und harmonisierend. Sie sind vergleichbar mit einem Ventil, das für Druckausgleich sorgt. Das Ventil muss geöffnet werden, damit die Energie fließen kann. Ihr Gleichgewicht sucht sich die Energie dann selbst.

Möglichkeiten und Grenzen der Selbstbehandlung

In diesem Kompass finden Sie Anleitungen zur einfachen Selbstbehandlung. Das positive Ergebnis hängt neben der sachkundigen Anwendung auch davon ab, inwieweit Sie bereit sind, sich auf neue Erfahrungen mit Ihrem Körper und seinen Reaktionen einzulassen.

Wenden Sie Akupressur immer bewusst an. Schließlich arbeiten Sie mit Ihrer Lebenskraft. Bedenken Sie, dass bei einer Akupressurbehandlung viele neurophysiologische Reaktionen ablaufen: Adrenalin wird abgebaut, körpereigene Schmerzmittel (Endorphine) werden vermehrt gebildet, und Oxytocin – eine Art »Wohlfühlhormon« – wird verstärkt ausgeschüttet. Außerdem wirkt sich die Behandlung auf das Atemvolumen, das Blutbild und die Schmerzwahrnehmung aus. Sie sollten die Akupressur also immer bewusst und achtsam anwenden. Es gibt wenige Anlässe, nicht zu akupressieren. Falls Sie unter einer der im Kasten auf Seite 21 aufgeführten Beschwerden leiden, sollten Sie darauf verzichten.

W WICHTIG

Mit Akupressur können Sie

- die gesund erhaltenden Kräfte und Energien pflegen,
- Alltagsbeschwerden lindern,
- Spannungen ausgleichen und für eine allgemeine Beruhigung sorgen,
- das Wohlbefinden steigern,
- akute und chronische Schmerzen behandeln,
- Fehlfunktionen der vegetativen Steuerung regulieren und daraus folgende organisch-funktionelle Beschwerden lindern,
- psychosomatische und chronische Beschwerden behandeln.

Rat und Hilfe von Experten

Die in diesem Kompass empfohlenen Punkte haben sich bei vielen Menschen mit ähnlichen Beschwerden bewährt, sind leicht zu finden und einfach zu akupressieren. Sie wirken energetisch auf wohltuende Weise. Sollten die hier empfohlenen Punkte in der einen oder anderen Situation nicht ausreichen, können Sie immer auch Experten nach weiteren Möglichkeiten befragen. Fachkundige Therapeuten sind in der Lage, Ihre individuelle Energiesituation genau zu diagnostizieren und auf dieser Grundlage weitere Empfehlungen zu geben. Denn die besten Ergebnisse erzielen Sie auf der Grundlage einer möglichst genauen Diagnose.

Selbstverständlich bietet Akupressur trotz großartiger Erfolge keine Garantie für eine Heilung oder Veränderung zum Besseren. Akupressur ist ein ideales Hilfsmittel immer dort, wo die Ursache unserer Alltagsbeschwerden in einem gestörten Gleichgewicht der Lebenskräfte zu finden ist. Wenn Sie Ihre Alltagsbeschwerden nicht selbst genau zuordnen können, fragen Sie einen Arzt Ihres Vertrauens, ob Akupressur als ergänzende Behandlung zu empfehlen ist. Bei allen Unsicherheiten und offenen medizinisch-diagnostischen und therapeutischen Fragen sollten Sie sich an einen Arzt oder Therapeuten Ihres Vertrauens wenden. Denken Sie stets daran, dass eine eigenverantwortliche Selbstbehandlung niemals eine schulmedizinisch notwendige Behandlung ersetzen kann. Die eigenverantwortliche Vorsorge ist ein wesentlicher Teil eines funktionierenden Gesundheitswesens. Durch verschiedene Formen der Selbstbehandlung lernen wir, auf die Signale unseres Körpers zu hören und seine Reaktionen wahrzunehmen. Lassen Sie sich darauf ein, und spüren Sie, wie die Akupressur eines Punktes oft dieselbe Wirkung zeigt wie die Einnahme einer Schmerztablette – aber eben nebenwirkungsfrei. Akupressur scheint eine Art Selbsthilfeprogramm des Organismus zu sein, das über die entsprechenden Punkte gestartet werden kann.

Fast ohne Nebenwirkungen

Die Akupressur ist risikolos und schmerzt nicht. Deshalb ist sie praktisch für jeden anwendbar. Nur in ganz wenigen Ausnahmefällen dürfen Sie nicht akupressieren (Kasten Seite 21). Auch Nebenwirkungen sind höchst selten. Sollten Sie ein leichtes Schwindelgefühl spüren, ist dies meist eine Reaktion auf zu großen Druck. Beenden Sie in diesem Fall die Akupressur – und innerhalb weniger Minuten fühlen Sie sich wieder wohl.

Akupressieren Sie bei der Erstbehandlung und bei akuten Schmerzen sicherheitshalber mit sanftem Druck, bei der Behandlung chronischer Beschwerden dagegen mit mittelstarkem Druck. Falls es für Sie angenehm ist, können Sie den Druck während der Behandlung leicht verstärken. In den Beschwerdebildern (ab Seite 40) ist angegeben, welche Punkte Sie kräftiger akupressieren dürfen. Gehen Sie aber nie über eine subjektive Schmerzgrenze hinaus. Bedenken Sie bei der Partnerbehandlung, dass die Druckempfindlichkeit sehr unterschiedlich ausgeprägt ist.

⚠️ WICHTIG

Akupressur darf nicht angewendet werden bei
- schweren organischen Herz- und Kreislaufbeschwerden,
- starken körperlichen und psychischen Erschöpfungszuständen,
- lokalen Hautproblemen im Bereich der Punkte (Pilzinfektionen, Eiterungen),
- Problemschwangerschaften (anregende Impulse für die Aktivität der Uterusmuskulatur sind unbedingt zu vermeiden!),
- klinisch diagnostizierten (endogenen) Depressionen.

So finden Sie den richtigen Punkt

Die Akupressurpunkte liegen an der Körperoberfläche und decken einen größeren Bereich (bis zu einem Quadratzentimeter) ab. Es ist also keine exakte Millimeterarbeit erforderlich, um einen Punkt zu behandeln.

Eine erste Orientierung geben Ihnen die Skizzen im Anhang ab Seite 89. Zusätzliche Hinweise zur Lage der Punkte finden Sie bei den jeweiligen Beschwerdebildern, die ab Seite 40 in alphabetischer Reihenfolge beschrieben werden.

Verlassen Sie sich bei der Punktsuche auf Ihr Fingerspitzengefühl: Ertasten Sie den Bereich zunächst aufmerksam, und achten Sie dabei auf jene Stelle, an der Sie spontan und intuitiv das Gefühl haben, das sei der richtige Punkt. Beim Tasten unterscheiden sich diese Bereiche oft deutlich von der Umgebung. Manchmal ist eine kleine Einbuchtung oder eine Veränderung in der Festigkeit des Gewebes fühlbar. Vielfach ist dieser Bereich auch etwas schmerzempfindlicher. Sie werden bald merken, dass Sie immer sicherer darin werden, den richtigen Punkt zu akupressieren.

Bei einigen Punkten finden Sie Entfernungsangaben in der Einheit »Fingerbreite«, zum Beispiel drei Querfinger unterhalb des Nabels. Es handelt sich dabei immer um die Fingermaße jener Person, die akupressiert wird. Achten Sie bei der Partnerbehandlung darauf, dass Sie mit den Fingern des zu Behandelnden Maß nehmen.

In der Fachliteratur finden Sie als Entfernungsangabe gelegentlich den Begriff **Cun**. Ein **Cun** entspricht der Breite des Gelenks zwischen dem ersten und dem zweiten Daumenglied.

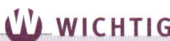 **WICHTIG**

Inzwischen werden in Fachgeschäften und im Versandhandel Punktsuch- und Massagegeräte für die Akupressur angeboten. Sie funktionieren über den Hautwiderstand, da die Energiepunkte auch leitfähiger sind als das umliegende Hautgewebe. Der Strom kann also in diesen Punkten fließen, während dies durch den höheren Hautwiderstand abseits der Punkte nicht möglich ist. Sind allerdings die betreffenden Hautstellen – zum Beispiel durch Schweißbildung – feucht, dann bieten auch diese Geräte mit blinkenden Dioden und piepsenden Sensoren wenig Sicherheit. Die fühlende und einfühlsame Menschenhand ist eben durch kein technisches Gerät ersetzbar.

Grifftechniken der Akupressur

Akupressur ist ganz allgemein eine Form der Massage. Das Wort Massage kommt aus dem arabischen Sprachraum, dort bedeutet **massa** Berührung und Zuwendung. Sie wissen vielleicht aus Erfahrung, dass Massage meist ein Gefühl allgemeiner Entspannung bewirkt.

Wichtig bei allen Arbeitsgriffen der Akupressur sind ein guter Kontakt und ein einfühlsames Vorgehen. In der Akupressur haben sich neben der Massage durch einen Finger noch weitere Grifftechniken für eine effektive Anwendung bewährt.

Drücken

Die am häufigsten angewandte Technik in der Akupressur ist die Massage der Punkte mit der Fingerkuppe des Daumens oder des Zeigefingers. Die Fingerkuppe wird ins Zentrum des Punktes gesetzt und massiert mit sanftem Druck.

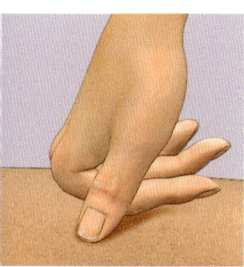

› Der massierende Finger beschreibt einen kleinen Kreis im Durchmesser von etwa einem halben Zentimeter.

Punktieren

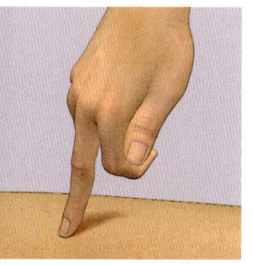

› Beim Punktieren wird der entsprechende Punkt mit der Kuppe des Zeige- oder Mittelfingers durch rhythmische und rasch durchgeführte Klopf- oder Stoßbewegungen angeregt.

Schieben

Bei einigen Spezialpunkten und Flächen ist die Technik des Schiebens sehr wirksam. Dabei werden mit Daumen und/oder Zeigefinger entlang einer Linie oder Zone Streich- und Schiebebewegungen durchgeführt. Die Schiebebewegung folgt den Gesetzmäßigkeiten der chinesischen Massage.

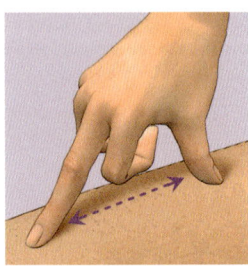

> Schieben zur Körpermitte hin hat eine stärkende und aufbauende Wirkung. Schieben von der Körpermitte weg oder in Richtung Finger oder Zehen hat eine abschwächende und ableitende Wirkung.

Teilen und Vereinigen

Ein Griff zum Verteilen oder Sammeln von Energie rund um die Punkte.

> Beide Daumen streichen aus dem Zentrum des Punktes hinaus oder streichen aus der Umgebung des Punktes in sein Zentrum hinein.

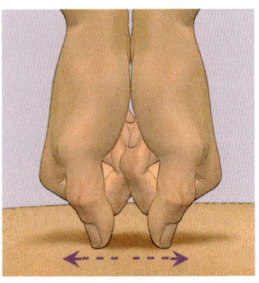
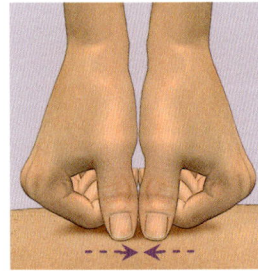

Allgemeine Regeln für die Anwendung

- Akupressieren Sie nicht bei großer Müdigkeit oder wenn Sie sich sehr erschöpft und ausgelaugt fühlen. Akupressieren Sie auch nicht nach Alkoholgenuss und unmittelbar vor oder nach dem Essen.
- Konzentrieren Sie sich während der Akupressur auf den Kontakt mit Ihren Lebensenergien. Atmen Sie dabei entspannt und ruhig, und richten Sie Ihre gesamte Aufmerksamkeit auf die regulierenden Kräfte Ihres Körpers.
- Schaffen Sie sich eine ruhige und entspannte Atmosphäre in einem warmen und gut gelüfteten Raum. Akupressieren Sie nie unter Zeitdruck, und halten Sie außerdem jegliche Störungen (Telefon, Radio, Fernsehgerät) fern.
- Ihre Hände sollten immer sauber und warm sein. Achten Sie auf kurze Fingernägel, damit der Druck nicht unangenehm wird.
- Nehmen Sie eine entspannte Sitzhaltung ein. Wenn Sie Arme und Beine akupressieren, ruhen diese auf einer stabilen Unterlage. Drücken Sie gleichmäßig auf die Punkte. Die Druckintensität richtet sich vorwiegend nach Ihrem persönlichen Empfinden.
- Akupressieren Sie nicht zu viele Punkte auf einmal. Warten Sie in Ruhe die Reaktionen Ihres Körpers ab. Geben Sie ihm ausreichend Zeit, die gesetzten Reize und energetischen Impulse zu verarbeiten. Werden Sie nicht ungeduldig, wenn sich der Behandlungserfolg nicht sofort einstellt. Manchmal dauert es einige Minuten, bis eine Erleichterung oder ein Abklingen der Symptome spürbar wird.
- Vermutlich sprechen Sie nicht auf alle Punkte gleich an. Finden Sie Ihre spezielle Punktekombination. Die Reihenfolge der Behandlung Ihrer wirksamen Punkte ergibt sich aus Ihrer eigenen Erfahrung. Am besten machen Sie sich anfangs Notizen.

- Die meisten Punkte liegen spiegelbildlich auf der linken und auf der rechten Körperhälfte. Akupressieren Sie immer beide Punkte, wenn möglich gleichzeitig (zum Beispiel am Kopf, am Rumpf, an den Beinen und Füßen). Falls eine gleichzeitige Massage nicht möglich ist, spielt es keine Rolle, ob Sie links oder rechts beginnen. Die im Behandlungsteil angegebenen Zeiten gelten für beide Punkte, für einen Punkt haben Sie also die halbe Zeit zur Verfügung.
- Die angegebenen Behandlungszeiten sind als Richtwerte zu sehen. Eine verbindliche Empfehlung ist schwierig, weil die Behandlungsdauer entscheidend von Ihrer momentanen Energiesituation abhängt. Achten Sie von Anfang an auf die Reaktionen Ihres Körpers und Ihre intuitive Wahrnehmung – und handeln Sie danach. Beenden Sie eine Behandlung, wenn Sie das Gefühl haben, dies sei das Beste. Ihr Körper teilt Ihnen möglicherweise mit, dass er im Moment keine weiteren energetischen Reize aufnehmen und verarbeiten kann.
- Akupressieren Sie Kleinkinder nicht länger als etwa eine Minute. Bei Erwachsenen kann eine Behandlung durchaus auch mehrere Minuten dauern.
- Normalerweise können Sie ein- bis zweimal täglich akupressieren. Einige Punkte (zum Beispiel bei Schnupfen) können Sie bei Bedarf auch mehrmals täglich behandeln. Genauere Angaben hierzu finden Sie bei den Beschwerdebildern ab Seite 40.
- Bei der Partnerbehandlung beachten Sie bitte: Die Entfernungsangaben beziehen sich immer auf die Fingerbreite Ihres Partners. Ihr Partner kann bei der Akupressur sitzen, auf dem Bauch oder dem Rücken liegen, so, wie es die Behandlung erfordert. Wichtig dabei ist eine entspannte Lage.
- Die Wirkung von Akupressur kann oft durch Einmassieren von Ingwertinktur (aus der Apotheke) an den entsprechenden Punkten verstärkt werden.

Wirksame Gesundheitsvorsorge

Ein ausgewogenes Verhältnis zwischen dem Yin-Prinzip und dem Yang-Prinzip (ab Seite 10) ist der Schlüssel zum körperlich-seelischen Wohlbefinden und damit zur gesundheitlichen Vorsorge.

Die Akupressur kennt einfache Möglichkeiten, das Yin-Prinzip (den Körper) und das Yang-Prinzip (Geist und Psyche) zu aktivieren, wodurch Ausgeglichenheit, Entspannung, innere Ruhe und Gelassenheit entstehen.

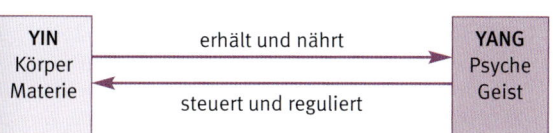

| YIN
Körper
Materie | erhält und nährt →
← steuert und reguliert | YANG
Psyche
Geist |

Aufbau und Stärkung der körperlichen Widerstandskraft

An unseren Händen und Füßen liegen in bestimmten Bereichen jeweils drei Yin-Meridiane sehr nahe beieinander, oder sie kreuzen sich sogar. Diese Stellen heißen Yin-Energiezentren. Durch die Massage dieser Bereiche können Sie den Aufbau der körperlichen Widerstandskraft unterstützen.

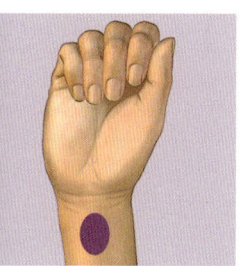

Yin-Zentren an den Händen

Diese Stellen befinden sich auf der Innenseite der Hände hinter der Handgelenkslinie.

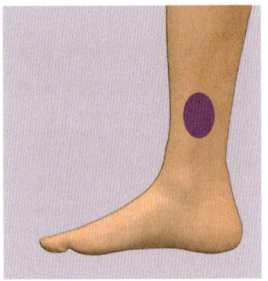

Yin-Zentren an den Füßen

An der Innenseite der Unterschenkel, oberhalb der Innenknöchel, befinden sich die Yin-Zentren der Füße. Dort treffen sich die drei Yin-Bahnen Nierenmeridian, Lebermeridian und Milz-Pankreas-Meridian.

So aktivieren Sie die Yin-Energiezentren

- Aktivieren Sie jeden Punkt der Yin-Zentren an Händen und Füßen am besten gleich morgens nach dem Aufwachen.
- Formen Sie ihre Hand zu einer locker geschlossenen Faust. Reiben Sie dann die Yin-Energiezentren mit den mittleren Fingergliedern der Faust die so lange mit sanftem Druck, bis Sie eine deutliche Erwärmung spüren können (das wird an jeder Stelle etwa ein bis zwei Minuten lang dauern).
- Wird es konsequent angewandt, dann ist diese Form von Massage auch ein gutes Training für das gesamte Immunsystem des Körpers.
- Wenden Sie dieses Programm konsequent über einen Zeitraum von vier Wochen an. Denn schon nach dieser kurzen Zeit werden Sie feststellen, wie sich Ihr Allgemeinbefinden verbessert und stabilisiert. Sie werden sich im Alltag aktiver, frischer, ausgeruhter und ausgeglichener fühlen!

Aufbau und Kräftigung der geistig-seelischen Widerstandskraft

An der Körperoberfläche gibt es drei Bereiche, die uns zur Aktivierung von Geist und Psyche zur Verfügung stehen. Diese Yang-Zentren befinden sich jeweils an den Händen, am Kopf hinter den Ohrläppchen und in der Mitte der Brust.
Sie können diese Bereiche abwechselnd massieren oder jene Stelle auswählen, von der Sie nach einer gewissen Übungszeit glauben, dass sie bei Ihnen am meisten bewirkt. Kombinieren Sie die Massage dieser Zentren mit der Aktivierung der Yin-Zentren (ab Seite 27).

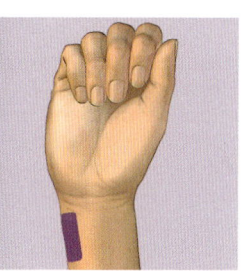

Yang-Zentren an den Händen

Die Yang-Zentren befinden sich in der Verlängerung des kleinen Fingers, unmittelbar hinter dem Handgelenk.

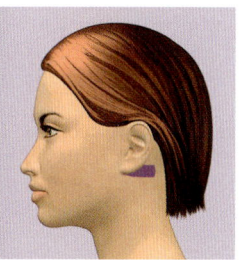

Yang-Zentren hinter den Ohrläppchen

Direkt hinter den Ohrläppchen beginnend, erstrecken sich diese Zentren etwa drei Querfinger breit waagrecht in Richtung Haaransatz.

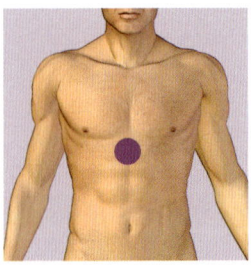

Yang-Zentrum auf der Brust

In der Mitte der Brust, am unteren Ende des Brustbeins (noch auf der Knorpelverbindung) befindet sich der Punkt **Taubenschwanz**, eine bedeutende Stelle für den psychischen Ausgleich.

So aktivieren Sie die Yang-Energiezentren

- Massieren Sie die Yang-Zentren morgens und abends. Morgens werden Aktivitätsimpulse und abends Ruhesignale freigesetzt. Die Massagezeit beträgt, wie die der Yin-Zentren, etwa ein bis zwei Minuten.
- Die Zentren an den Händen werden wie die Yin-Zentren mit den mittleren Fingerknöcheln flächig so lange massiert, bis sich in diesen Zonen ein angenehmes Wärmegefühl ausbreitet.
- Die Bereiche hinter den Ohrläppchen massieren Sie mit Zeige- und Mittelfinger gleichzeitig, indem Sie den Mittelfinger direkt hinter dem Ohrläppchen ansetzen und mit mittelstarkem Druck waagrecht bis zum Haaransatz streichen. Fangen Sie jede Streichbewegung wieder direkt hinter dem Ohrläppchen an, und streichen Sie mit sanftem Druck rhythmisch in Richtung Haaransatz.
- Das Yang-Zentrum am unteren Ende des Brustbeins massieren Sie, indem die Zeigefinger- oder Mittelfingerkuppe kreisend sanften Druck ausübt.
- Wenden Sie dieses Programm konsequent über einen Zeitraum von vier Wochen an, und Sie werden feststellen, wie sich Ihr Allgemeinbefinden verbessert und stabilisiert. Sie werden sich im Alltag aktiver, frischer, ausgeruhter und ausgeglichener fühlen!

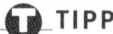 **TIPP**

Zur Aktivierung der Yang-Energie können Sie morgens an den Yang-Stellen einige Tropfen Johanniskrautöl und abends einige Tropfen Distelöl einmassieren.
Diese Öle verstärken jeweils aufgrund ihrer eigenen energetischen Qualität die Botschaften Aktivität (morgens) und Erholung (abends).

Vorsorge durch Harmonisierung des Energieflusses

Die Akupressur der Harmonisierungspunkte trägt zu einer ausgewogenen energetischen Versorgung über die Meridiane sowie zum freien und ungehinderten Fließen der Lebensenergie bei. Die Harmonisierungspunkte befinden sich an den Nagelfalzwinkeln an Fingern und Zehen. Sie liegen also am Anfang und Ende der Energiebahnen und bilden wichtige Übergangsstellen von einem Meridian zum anderen. Eine Ausnahme macht der Nierenmeridian, dessen Harmonisierungspunkt an der Fußsohle liegt.

Die Lage der Punkte am Ende der Extremitäten ist ein Hinweis darauf, dass der harmonische Zustand unserer Energiesituation auch wesentlich von einem ausgeglichenen Verhältnis zwischen **innen und außen** abhängt. Zum Wirkungsbereich der Punkte gehört also nicht nur der Übergang von einer Energiebahn zur anderen, sondern ebenso die Verbindung der Innen- und Außenwelt.

Die Aufgabe der Harmonisierungspunkte besteht darin, die Energiesituation auszugleichen. Wenn durch zu viel Energie ein Stau entsteht, leiten die Harmonisierungspunkte ab. Fehlt Energie, dann sorgen sie durch entsprechende Umverteilung für eine Energiezufuhr. Sie haben eine Ventil- und Ausgleichsfunktion, auf die wir uns verlassen können.

Es ist immer empfehlenswert, Harmonisierungspunkte in ein Behandlungsprogramm mit einzubeziehen.

Harmonisierungspunkte an den Händen

Die Harmonisierungspunkte befinden sich an den Nagel-falzwinkeln der Finger.

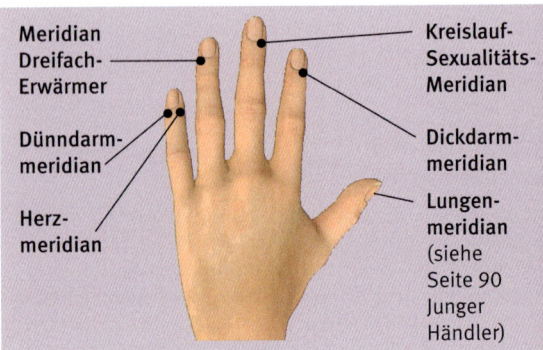

Meridian Dreifach-Erwärmer

Dünndarm-meridian

Herz-meridian

Kreislauf-Sexualitäts-Meridian

Dickdarm-meridian

Lungen-meridian (siehe Seite 90 Junger Händler)

Harmonisierungspunkte an den Füßen

Die Harmonisierungspunkte befinden sich an den Nagel-falzwinkeln der Zehen und an den Fußsohlen (rechts).

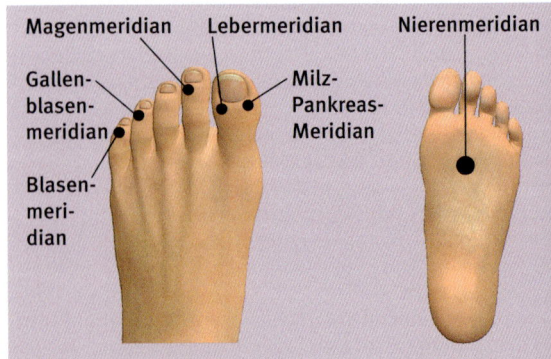

Magenmeridian

Lebermeridian

Nierenmeridian

Gallen-blasen-meridian

Milz-Pankreas-Meridian

Blasen-meri-dian

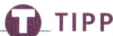 **TIPP**

Sollten Sie Schwierigkeiten haben, die Punkte in den Nagelfalzwinkeln mit Ihren Daumenkuppen zu akupressieren, können Sie ein Holzstäbchen zu Hilfe nehmen. Schleifen Sie das Ende, mit dem Sie den Punkt kreisförmig stimulieren, rund und glatt, um Verletzungen zu vermeiden. Drücken Sie nicht zu stark in das Zentrum des Punktes. Beginnen Sie immer erst vorsichtig und sanft, wenn Sie ein derartiges Hilfsmittel einsetzen.

So aktivieren Sie die Harmonisierungspunkte

- Akupressieren Sie jeden einzelnen dieser Punkte an Händen und Füßen etwa eine Minute lang.
- Beginnen Sie am besten mit dem Harmonisierungspunkt am kleinen Finger der rechten Hand, akupressieren Sie dann alle Punkte durch bis zum Daumen, und wiederholen Sie dies in gleicher Reihenfolge an Ihrer linken Hand.
- Akupressieren Sie anschließend den Harmonisierungspunkt des Nierenmeridians an Ihrer rechten Fußsohle, danach die Punkte von der kleinen Zehe beginnend, bis zur großen Zehe. Wiederholen Sie dies in gleicher Reihenfolge an Ihrem linken Fuß.
- Das gesamte Programm dauert etwa 20 Minuten. Wenn Sie sich zwei- bis dreimal pro Woche dafür Zeit nehmen, leisten Sie einen wichtigen Beitrag für Ihr energetisches Gleichgewicht und damit für einen gesunden Allgemeinzustand.

Erste Hilfe im Alltag

Es handelt sich bei der Ersten Hilfe selbstverständlich nicht um solche Notfälle, bei denen sofort medizinische Maßnahmen eingeleitet werden müssen. Aber Sie können auch mit Akupressur eine hilfreiche Erstversorgung durchführen und damit die Zeit sinnvoll überbrücken, bis weitere Maßnahmen möglich sind.

Kreislaufversagen/Blutdruckprobleme

Mit dem Konzentrierten Angriffspunkt und dem Spezial-punkt Mittelfinger, einer Spezialzone gegen Ohnmacht, wird die Blutzirkulation wieder aktiviert. Dadurch können die Zellen mit Sauerstoff und Nährstoffen versorgt werden.

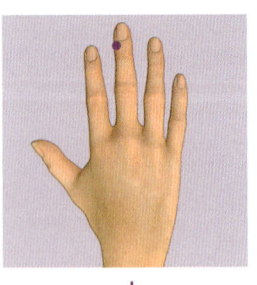

Konzentrierter Angriffspunkt

Im inneren Nagelfalzwinkel des Mittelfingers.

> Akupressieren Sie den Harmonisierungspunkt für den Kreislauf kräftig etwa 2 Minuten lang.

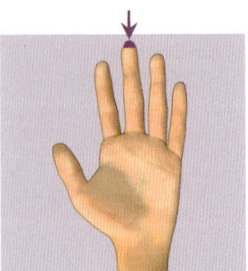

Spezialpunkt Mittelfinger

Am Ende des Mittelfingers, in der Mitte der Fingerkuppe.

> Drücken Sie kräftig mit der seitlichen Kante des Daumennagels, links und rechts gleichzeitig etwa 1 Minute lang.

Schmerzen/Verletzungen

Akupressur kann die oft heftigen Schmerzen, die bei Verletzungen auftreten, auf einfache Weise lindern.

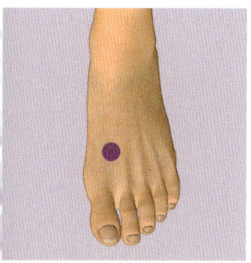

Höchste Attacke

Am Ende der Furche zwischen erstem und zweitem Mittelfußknochen liegt der sehr druckempfindliche Schmerzpunkt.

› Beginnen Sie sanft, und drücken Sie nach etwa 1 Minute kräftiger. Etwa 3 bis 5 Minuten lang.

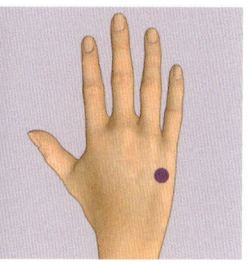

Insel der Mitte

In der Mitte der äußeren Furche der Mittelhandknochen liegt dieser oft sehr druckempfindliche Schmerzpunkt.

› Akupressieren Sie mittelstark 2 bis 3 Minuten lang.

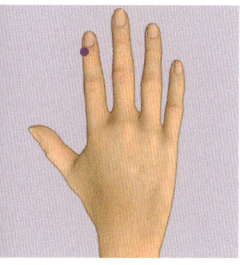

Yang-Käufer

Pressen Sie mit den Daumennagelkanten die inneren Nagelfalzwinkel der Zeigefinger.

› Drücken Sie 2 bis 3 Minuten lang auf diese Punkte.

Stress/Nervosität/Angst

Die Punkte wirken ausgleichend auf das vegetative Nervensystem. Atmung und Herzschlag beruhigen sich.

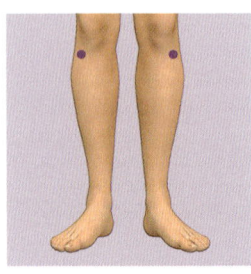

Göttlicher Gleichmut

4 Querfinger unter der äußeren Kniegelenksgrube befindet sich eine deutlich spürbare Vertiefung.

> Drücken Sie gleichzeitig auf beiden Beinen etwa 5 Minuten lang.

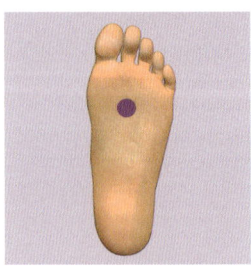

Hervorströmender Frühling

An den Fußsohlen, in der Einbuchtung zwischen den Gelenkballen von Groß- und Kleinzehen im Übergang zum weicheren Mittelfuß.

> Vom Partner sanft 10 Minuten massieren lassen.

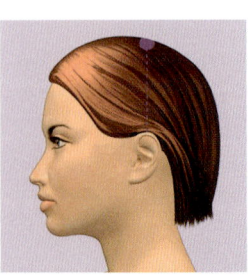

Große Vereinigung

Kreuzungspunkt von Symmetrieachse und der Linie, die Sie über den Kopf von einem Ohr zum anderen ziehen.

> Akupressieren Sie sanft etwa 4 Minuten lang.

Erkältung/grippaler Infekt

Akupressieren Sie diese Punkte auch vorbeugend. Der grippale Infekt wird weniger heftig ablaufen.

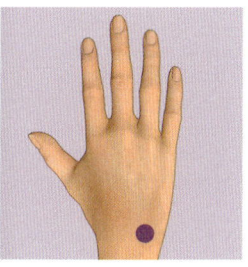

Yang-Teich

In der Vertiefung an der Handgelenkslinie, in der Verlängerung der Furche zwischen Ring- und Kleinfinger.
> Akupressieren Sie mittelstark etwa 3 bis 5 Minuten lang.

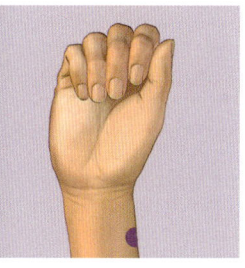

Durch die Enge

Halten Sie die Hand mit dem Daumen nach oben.
3 Querfinger hinter dem Daumenansatz spüren Sie eine leichte Vertiefung.
> Drücken Sie mittelstark etwa 2 bis 3 Minuten lang.

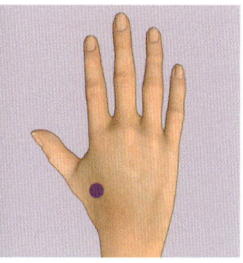

Tal der Senke

Pressen Sie den Daumen an den Zeigefinger, das Gewebe wölbt sich. Suchen Sie die höchste Stelle, und entspannen Sie wieder.
> Drücken Sie diesen Punkt mittelstark etwa 3 Minuten lang.

Bitte beachten!

- Bevor Sie mit einzelnen Massagen beginnen, ist es hilfreich, sich mit den allgemeinen Regeln der Akupressur vertraut zu machen (ab Seite 25).
- Die Bezeichnungen »massieren« und »akupressieren« entsprechen der Grifftechnik des Drückens (Seite 23) und werden in dem vorliegenden Band synonym verwendet.
- Im folgenden Behandlungsteil finden Sie in alphabetischer Reihenfolge eine große Auswahl von Beschwerdebildern, durch die sich viele Menschen im Alltag beeinträchtigt fühlen.
- Jedes Beschwerdebild beginnt mit einer erklärenden Kurzinformation. Dort können Sie nachlesen, wie die Störung Ihres Wohlbefindens eingeordnet werden kann. Außerdem steht hier, welche möglichen Ursachen ihr zugrunde liegen, oder auch, was Sie vorbeugend unternehmen können, damit diese Schmerzen erst gar nicht auftreten.
- Anschließend wird die Wirkung von zwei Akupressurpunkten beschrieben, die sich in der Praxis bei den jeweiligen Beschwerden bewährt haben, und die einfach zu finden sind. Ihre häufig poetisch klingenden deutschen Bezeichnungen sind in vielen Fällen sehr bildhaft. Zeichnungen erleichtern es Ihnen, den richtigen Punkt zu finden.
- Der begleitende Text gibt schließlich noch Hinweise zur Grifftechnik, Druckintensität und Dauer der jeweils vorgeschlagenen Akupressur.

Beschwerden von A–Z

Angst/innere Unruhe

Angst ist normal und lässt uns vorsichtig und achtsam mit uns und anderen umgehen. Es gibt aber auch die Angst, die stört. Sie macht uns innerlich unruhig, lässt uns schwitzen, schlecht schlafen und erzeugt Atemnot, krampfartige Brustschmerzen, Magenprobleme oder Verdauungsstörungen. Reden Sie mit Freunden und Bekannten über Ihre Ängste, und entspannen Sie sich immer wieder ganz bewusst!

Diese Akupressurpunkte helfen

Göttlicher Gleichmut und das Streichen der **Zone vom Nabel bis zum Brustbein** sorgen für eine generelle Harmonisierung des vegetativen Nervensystems.

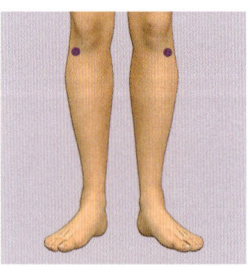

Göttlicher Gleichmut

4 Querfinger unterhalb der äußeren Kniegelenksgrube in der deutlich spürbaren Vertiefung.
> Drücken Sie an beiden Beinen gleichzeitig etwa 5 Minuten lang.

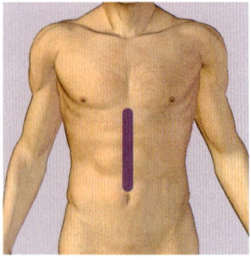

Zone Nabel bis Brustbeinende

Gehen Sie möglichst sanft und einfühlsam vor!
> Streichen Sie 3-mal täglich diesen Bereich jeweils etwa 5 Minuten auf und ab.

Appetitlosigkeit

Bei Kindern kann Appetitlosigkeit entwicklungsbedingt sein, oder sie ist auf Schulprobleme zurückzuführen. Die Hintergründe sind jeweils ärztlich abzuklären. Auch bei Erwachsenen sind psychische Ursachen als Auslöser denkbar. Appetitlosigkeit kann sowohl der Beginn einer Infektionskrankheit als auch eine gesunde Reaktion bei Verdauungsstörungen sein, damit wir das System nicht überlasten.

Diese Akupressurpunkte helfen

Das **Zentrum des Magens** ist ein Meisterpunkt und der **Tauende Bach** ein Anregungspunkt. Beide Punkte etwa 20 Minuten vor dem Essen akupressieren.

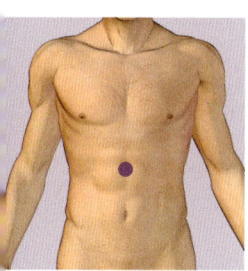

Zentrum des Magens

Befindet sich in der Mitte zwischen Nabel und unterem Ende des Brustbeins.

› Akupressieren Sie sanft etwa 3 Minuten lang.

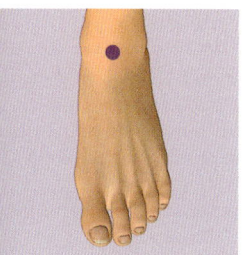

Tauender Bach

Liegt in einer spürbaren Vertiefung im Gelenksbereich zwischen den Sehnen, in der sogenannten Tibiagrube.

› Akupressieren Sie mittelstark etwa 3 bis 5 Minuten lang.

Atembeschwerden

Der Wechsel vom Ein- und Ausatmen ist Ausdruck unserer Lebendigkeit und steht für das Tauschverhältnis von Geben und Nehmen. In vielen Sprachen und Kulturen sind die Bezeichnungen für Atem, Geist, Seele und Leben identisch. Die freie Atmung ist eine Grundlage für den ungehinderten Energiefluss im Körper.

Diese Akupressurpunkte helfen

Der **Junge Händler** ist ein Harmonisierungspunkt und Meisterpunkt des Lungenmeridians. Der Spezialpunkt **Cha-ba-ex** wirkt befreiend und löst Beklemmungsgefühle im Brustbereich.

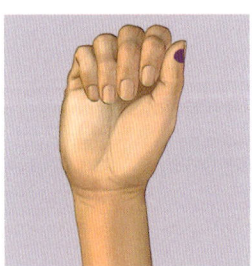

Junger Händler

Im inneren Nagelfalzwinkel des Daumens.

> Akupressieren Sie 3 bis 4 Minuten lang, auch mehrmals täglich.

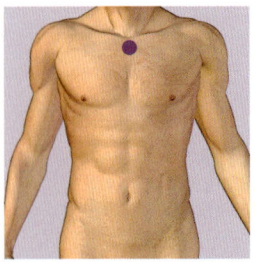

Spezialpunkt Cha-ba-ex

Am oberen Ende des Brustbeins, noch auf der Knorpelverbindung. Nicht in die empfindliche Kehlkopfgrube abrutschen!

> Akupressieren Sie sanft bis zu 7 Minuten.

Augenprobleme

Gönnen Sie Ihren Augen zwischendurch Erholung. Augen sind immer im Einsatz – beim Lesen, beim Autofahren, bei der Arbeit am Computer, beim Fernsehen. Sie ermüden bei Überlastung, beginnen zu jucken und zu tränen. Übung: Konzentrieren Sie Ihren Blick mehrmals pro Tag 2 Minuten lang auf eine sehr weit entfernte Stelle!

Diese Akupressurpunkte helfen

Die **Spezialpunkte** sorgen für eine energetische Erholung des gesamten Augenbereichs. Die **Spezialzonen** akupressieren Sie auch bei schmerzendem Druck auf die Augen, bei Kopfschmerzen und Migräne.

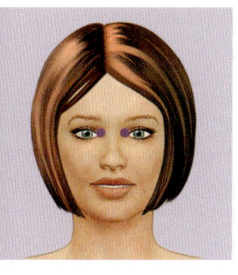

Spezialpunkte Augenwinkel

Legen Sie Ihre Zeigefinger gleichzeitig an die Punkte in Augenhöhe links und rechts der Nasenwurzel.

› Akupressieren Sie sanft etwa 2 Minuten lang.

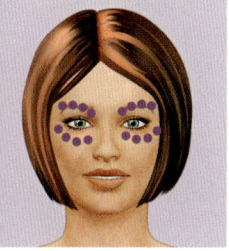

Spezialzonen Augenbereich

Liegen an den knöchernen Rändern der Augenhöhlen.

› Massieren Sie mit dem zweiten Glied Ihrer Zeigefinger von innen nach außen, abwechselnd von oben nach unten.

Bein-/Wadenkrämpfe

Lang andauerndes Gehen oder Stehen, einseitige Überforderung, sportliche Belastungen oder auch gefäßbedingte Veränderungen sind meist Ursachen für die Überbeanspruchung des Muskel- und Sehnenapparates in den Unterschenkeln. Akupressur hilft gegen den Schmerz und setzt beruhigende sowie krampflösende Energien frei.

Diese Akupressurpunkte helfen

Die **Höchste Attacke** ist ein allgemeiner Schmerzpunkt am Lebermeridian, der bei vielen Beschwerden eingesetzt wird. Die **Stütze des Berges** liegt auf dem Blasenmeridian und wirkt krampflösend auf die Beinmuskulatur.

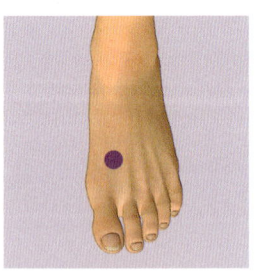

Höchste Attacke

Am Ende der Furche zwischen erstem und zweitem Mittelfußknochen. Sanft beginnen, meist ist diese Stelle sehr druckempfindlich.
› Die Akupressur kann 3 bis 5 Minuten dauern.

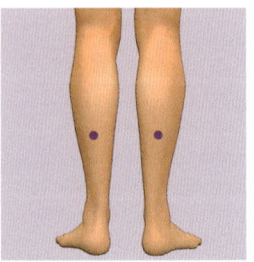

Stütze des Berges

Ertasten Sie an der Wade jenen Winkel, in dem Sie spüren, wie sich der Zwillingsmuskel teilt.
› Drücken Sie diese Stelle sanft beginnend einige Minuten lang.

Bettnässen

Bettnässen bei Kindern hat meistens die Funktion, einen belastenden seelischen Druck (Schule, Verhältnis zu den Eltern) auszugleichen. Man spricht auch vom »unteren Weinen«. Drohungen und Vorwürfe verstärken meist das Problem, psychologische Beratung kann in vielen Fällen zur Lösung von Konfliktsituationen sehr hilfreich sein.

Diese Akupressurpunkte helfen

Der **Göttliche Gleichmut** hat starken Einfluss auf die psychovegetative Regulation. Der **Durchgang zum Yin** wirkt zusätzlich krampflösend, damit auch tagsüber die Blase normal entleert werden kann.

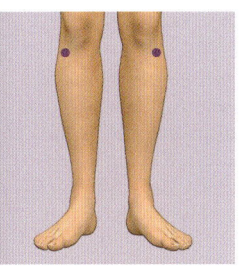

Göttlicher Gleichmut

4 Querfinger unterhalb der äußeren Kniegelenksgrube in der deutlich spürbaren Vertiefung.
> Drücken Sie an beiden Beinen gleichzeitig etwa 3 bis 4 Minuten lang.

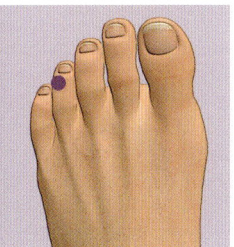

Durchgang zum Yin

Im äußeren Nagelfalzwinkel der vierten Zehe liegt der Harmonisierungspunkt des Gallenblasenmeridians.
> Akupressieren Sie abends einige Minuten lang.

Blasenprobleme

Harnträufeln, Harnverhalten oder eine Reizblase bei Verkühlungen sind im Alltag sehr belastend. Wir kennen auch die Verbindung von spürbarem Druck in der Harnblase und der psychischen Anspannung. Organische Ursachen sind abzuklären. Akupressur kann den Spannungszustand der Blasenschließmuskulatur verbessern.

Diese Akupressurpunkte helfen

Der **Hervorströmende Frühling** wirkt ausgleichend auf die psychovegetative Steuerung. Die **Erreichung des Yin** wirkt mit den zwei anderen Punkten krampflösend bei Harnverhalten und stärkend bei Harnträufeln.

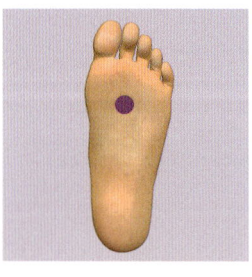

Hervorströmender Frühling

An den Fußsohlen, in der Einbuchtung zwischen den Gelenksballen von Groß- und Kleinzehen im Übergang zum Mittelfuß.
› Vom Partner sanft bis zu 10 Minuten massieren lassen.

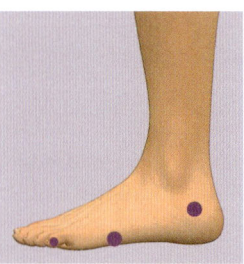

Erreichung des Yin

Am äußeren Nagelfalzwinkel der Kleinzehe. Zusätzlich bei Harnträufeln: **Hilfe der Geister** in der Fersenmitte und bei Harnverhalten: **Knochenpunkt** im Winkel hinter dem Grundgelenk der Kleinzehe.
› 2 Minuten stark drücken.

Bluthochdruck

Blutdruckprobleme unbedingt medizinisch abklären!
Hochdruck (Hypertonie) liegt dann vor, wenn der höhere
der beiden Werte bei der Messung andauernd über
140 mm Hg liegt. Begleiterscheinungen des Hochdrucks
sind Kopfschmerzen, Schwindelgefühl, Schlafstörungen,
Gereiztheit und ein Gefühl des »Unter-Druck-Stehens«.

Diese Akupressurpunkte helfen

Der **Konzentrierte Angriffspunkt** und die **Überschlagende Welle** wirken ausgleichend auf das gesamte Kreis-
aufgeschehen. Die **Große Erhebung** wirkt hier als Beruhi-
gungspunkt, der direkt den Blutdruck senkt.

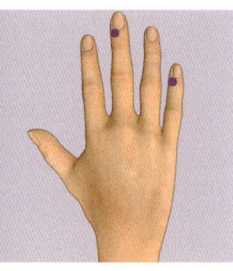

Konzentrierter Angriffs-
punkt/Überschlagende
Welle

An den Nagelfalzwinkeln von
Klein- und Mittelfinger.
> Bei Bedarf regelmäßig mor-
  gens, mittags und abends
  etwa 3 Minuten mittelstark
  akupressieren.

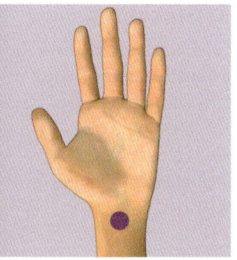

Große Erhebung

Direkt hinter den Handwur-
zelknochen in der Verlängerung des Mittelfingers.
> Drücken Sie sanft bis
  mittelstark 3 bis 5 Minuten lang.

Blutniederdruck

Bei Blutniederdruck (Hypotonie) liegt der systolische Wert
der Messung unter 100 mm Hg. Begleiterscheinungen
können wie bei Hochdruck Kopfschmerzen, Schwindelgefühl, Niedergeschlagenheit, verstärkte Wetterfühligkeit
und erhöhtes Schlafbedürfnis sein. Unterstützend für das
Kreislauftraining wirken warm-kalte Wechselduschen.

Diese Akupressurpunkte helfen

Der **Konzentrierte Angriffspunkt** und die **Überschlagende
Welle** bewirken eine generelle Balance des Herz-Kreislauf-
Geschehens. Die **Große Stockung** auf dem Lungenmeri-
dian wirkt bei Niederdruck speziell dynamisierend.

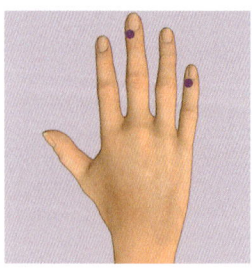

Konzentrierter Angriffs-
punkt/Überschlagende
Welle

An den Nagelfalzwinkeln von
Klein- und Mittelfinger.
> Bei Bedarf ergänzend zur
  medizinischen Therapie
  mehrmals täglich mittelstark akupressieren.

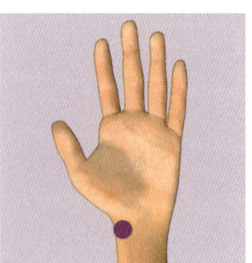

Große Stockung

Auf der Handgelenkslinie
unter dem Daumenballen
in der Verlängerung des
Zeigefingers.
> Drücken Sie sanft bis
  mittelstark etwa 3 bis
  5 Minuten lang.

Depressive Verstimmung

Hier ist die alltägliche und vorübergehende Antriebs- und Lustlosigkeit gemeint. Private und berufliche Überforderungen und ungelöste Konflikte tragen dazu bei, dass wir uns irgendwie vom Leben zurückziehen. Akupressur kann helfen, diese körperlichen und seelischen Schwankungen auszugleichen.

Diese Akupressurpunkte helfen

Der Punkt **Überschlagende Welle** ist ein wichtiger Anregungspunkt für die Funktionsbereiche Herz und Psyche. Die **Spezialzone am Konzeptionsgefäß** wirkt harmonisierend und ausgleichend bei inneren Unruhezuständen.

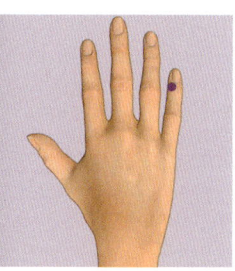

Überschlagende Welle

An dem Nagelfalzwinkel des kleinen Fingers.
> Akupressieren Sie an beiden Händen regelmäßig etwa 2 bis 3 Minuten lang, um Ihre psychische Antriebskraft zu stabilisieren.

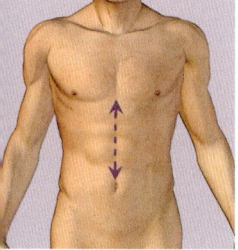

Spezialzone am Konzeptionsgefäß

Zone zwischen Nabel und unterem Ende des Brustbeins.
> Mit 2 oder 3 Fingern gleichzeitig mehrmals täglich mehrere Minuten sanft streichen.

Durchblutungsstörungen der Füße

Achten Sie bei Durchblutungsstörungen auf ausreichende Bewegung und auf ausgewogene Ernährung! Eine funktionierende Durchblutung versorgt uns mit wichtigen Nährstoffen und entschlackt das Gewebe. Verzichten Sie auf Alkohol und Nikotin, vermeiden Sie zu langes Sitzen oder Stehen, und bewegen Sie oft die Füße und Zehen!

Diese Akupressurpunkte helfen

Der **Göttliche Gleichmut** reguliert das Vegetativum und ist zuständig für die Energieversorgung der Beine. Der **Treffpunkt der 3 Yin** bewirkt Entspannung und öffnet die Yin-Energiebahnen.

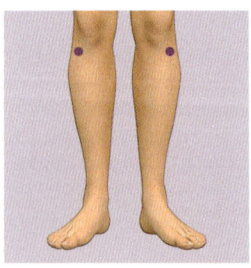

Göttlicher Gleichmut

4 Querfinger unterhalb der äußeren Kniegelenksgrube in der deutlich spürbaren Vertiefung.

> Drücken Sie an beiden Beinen gleichzeitig etwa 5 bis 7 Minuten lang.

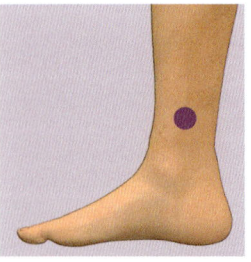

Treffpunkt der 3 Yin

4 Querfinger oberhalb des Innenknöchels. Legen Sie den ersten Finger direkt neben die höchste Stelle des Innenknöchels.

> Akupressieren Sie sanft etwa 3 Minuten lang.

Durchblutungsstörungen der Hände

Durchblutungsstörungen an Händen können Gefäßveränderungen als Ursache haben. Oder sie können funktionell in einem vegetativ bedingten Spannungszustand begründet sein. Viele Redewendungen beschreiben den Zusammenhang von kalten Händen und Füßen mit dem allgemeinen Wohlbefinden. Wichtig ist ausreichende Bewegung!

Diese Akupressurpunkte helfen

Der **Konzentrierte Angriffspunkt** wirkt als Harmonisierungspunkt entspannend auf den Körper. Die **Verbindung zur Innenwelt** bringt als Flusspunkt die blockierte Energie wieder zum Fließen.

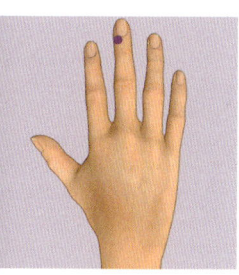

Konzentrierter Angriffspunkt

Im inneren Nagelfalzwinkel des Mittelfingers.

> Akupressieren Sie diesen Harmonisierungspunkt mittelstark etwa 3 Minuten lang.

Verbindung zur Innenwelt

Liegt in der Verlängerungslinie des Kleinfingers etwa eine Daumenbreite hinter der Handgrundgelenkslinie.

> Akupressieren Sie sanft bis zu 5 Minuten, wenn Sie spüren, dass Sie kalte Hände bekommen.

Ellbogenschmerzen

Bei bestimmten Sportarten und einigen beruflichen Tätigkeiten kommt es zu einseitiger Belastung oder Überanstrengung der Unterarmmuskulatur. In der Folge treten Reizzustände oder Entzündungen im Bereich des Gelenkfortsatzes auf (Tennisarm). Kombinieren Sie im Bedarfsfall diese Punkte mit den Schmerzpunkten (ab Seite 77).

Diese Akupressurpunkte helfen

Die **Biegung des Teiches** versorgt als sogenannter locus-dolendi-Punkt (Ort des Schmerzes) unmittelbar diese Stelle. Der **Handgelenksknochen** ist ein Spezialpunkt für Arm- und Gelenkschmerzen.

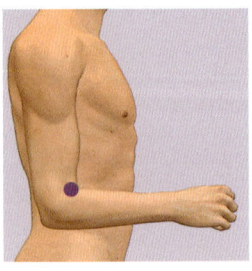

Biegung des Teiches

Legen Sie den Ellbogen in die offene Hand, Daumen (innen) und Mittelfinger (außen) mit leichtem Druck auf den Schmerzpunkt.

› Bewegen Sie den Unterarm so, als würden Sie einen Schlüssel drehen.

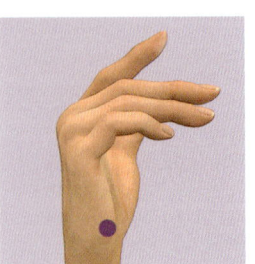

Handgelenksknochen

Suchen Sie bei geballter Faust die höchste Stelle vor dem Handgelenk. Entspannen Sie wieder.

› Drücken Sie diesen Punkt mit dem Daumen kräftig etwa 3 Minuten lang.

Energiemangel

Dauernde Leistungsbereitschaft und Überforderung in Beruf und Freizeit hinterlassen ihre Spuren. Viele Menschen haben verlernt, sich zu entspannen und zu regenerieren. Ein rhythmischer Wechsel von Spannung und Entspannung ist Voraussetzung für einen harmonischen energetischen Zustand.

E

Diese Akupressurpunkte helfen

Durch die Enge weist schon im Namen auf den energetischen Engpass hin und kann diesen kurzfristig überbrücken. Das **Meer der Energie** aktiviert Energiereserven und hat eine vitalisierende, anregende Wirkung.

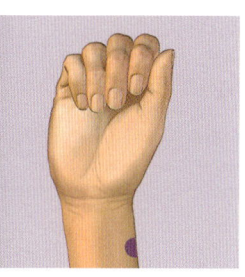

Durch die Enge

Halten Sie die Hand mit dem Daumen nach oben.
3 Querfinger hinter dem Daumenansatz spüren Sie eine leichte Vertiefung.
› Drücken Sie mittelkräftig etwa 5 Minuten.

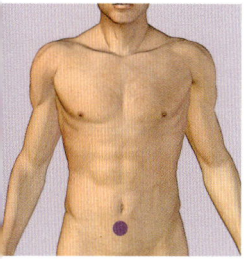

Meer der Energie

3 Querfinger unterhalb des Nabels. Kneten Sie Haut und Gewebe zwischen Daumen und Zeigefinger.
› Akupressieren Sie nach dem Aufstehen oder noch im Bett etwa 4 Minuten lang.

Erkältung/grippaler Infekt

Eine energetische Unterversorgung, eine Unterkühlung, die kurzfristig nicht ausgeglichen werden kann, weil Organismus und Immunsystem gerade auf wenig Energiereserven zurückgreifen können. Akupressieren Sie rechtzeitig! Bei dem Gedanken »Hoffentlich habe ich mich jetzt nicht verkühlt« ist es an der Zeit, folgende Punkte zu drücken.

Diese Akupressurpunkte helfen

Der **Yang-Teich** ist der Grippepunkt und setzt Yang-Regulationsenergie frei. Der Punkt **Durch die Enge** aktiviert Energiereserven in Situationen, in denen das Immunsystem besonders gefordert ist.

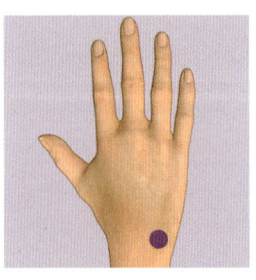

Yang-Teich

In der Vertiefung an der Handgelenkslinie, in der Verlängerung der Furche zwischen Ring und Kleinfinger.

› Akupressieren Sie mittelstark etwa 5 Minuten lang.

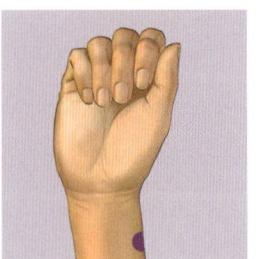

Durch die Enge

Halten Sie die Hand mit dem Daumen nach oben.
3 Querfinger hinter dem Daumenansatz spüren Sie eine leichte Vertiefung.

› Drücken Sie mittelstark etwa 2 bis 3 Minuten lang.

Halsschmerzen/Heiserkeit

Neben stimmlicher Überforderung sind Heiserkeit und Halsschmerzen meist Begleiterscheinungen von grippalen Infekten und Erkältungen. Sie kündigen sich durch ein raues, kratzendes Gefühl im Hals und verstärktes Räuspern an, bevor Schluckbeschwerden oder Halsschmerzen folgen. Je eher Sie akupressieren, desto besser!

Diese Akupressurpunkte helfen

Der **Junge Händler** versorgt als Harmonisierungspunkt des Lungenmeridians den Atmungsbereich. **Das Tal der Senke** versorgt jene Schleimhäute, die am ehesten bei Erkältungen betroffen sind: Mund, Nase, Rachen.

H

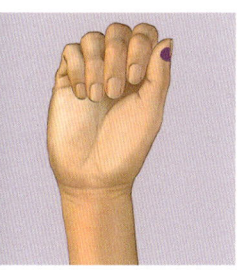

Junger Händler

Der innere Nagelfalzwinkel des Daumens.
> Akupressieren Sie bei ersten spürbaren Halsproblemen kräftig einige Minuten lang.

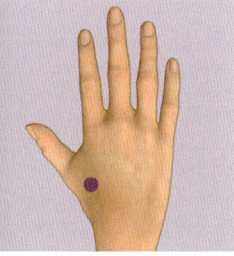

Tal der Senke

Pressen Sie den Daumen an den Zeigefinger, das Gewebe wölbt sich. Suchen Sie die höchste Stelle, und entspannen Sie wieder.
> Drücken Sie diesen Punkt sanft 3 bis 5 Minuten.

Hämorriden

Im Enddarm verlaufen die Schleimhäute in Falten und sind von Venen durchzogen. Bindegewebsschwäche, falsche Ernährung und Bewegungsmangel begünstigen das Aussacken der Venenwände, und Hämorriden entstehen. Eine Schwangerschaft fördert durch den veränderten Druck im Beckenboden die Entstehung von Hämorriden.

Diese Akupressurpunkte helfen

Der **Hügel des Händlers** wirkt als Meisterpunkt des Bindegewebes und dient der Stärkung des Gewebes. Der **Schulterknochen** auf dem Dickdarmmeridian wirkt beruhigend auf den Juckreiz.

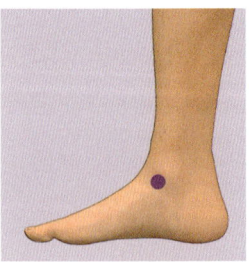

Hügel des Händlers

In der Vertiefung direkt vor dem Innenknöchel auf der Verbindungslinie zum Grundgelenk der Großzehe.
> Drücken Sie mittelstark 5 bis 7 Minuten lang.

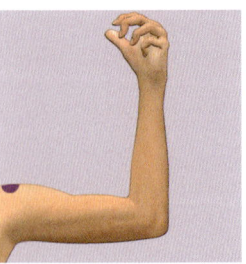

Schulterknochen

Strecken Sie den Arm waagrecht weg. In einem Grübchen direkt über dem Schultergelenk finden Sie den Punkt. Legen Sie den Unterarm locker nieder.
> Drücken Sie kräftig 2 bis 3 Minuten.

Hautprobleme/Allergien

Jeder Mensch reagiert anders auf Reizstoffe. Vielfach antwortet das überforderte Immunsystem über die Haut. Sie ist ein wichtiges Schutz- und Kontaktorgan, und ihr Zustand hängt wesentlich vom funktionierenden Stoffwechsel und der vegetativen Regulation ab. Akupressieren Sie ergänzend den Punkt Schulterknochen (Seite 56).

Diese Akupressurpunkte helfen

Der Harmonisierungspunkt des Nierenmeridians **Hervorströmender Frühling** ist mitverantwortlich für das vegetative Regulationsgeschehen. Die **Hintere Schlucht** wirkt regulierend auf den Juckreiz.

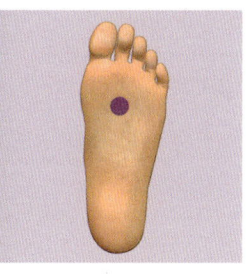

Hervorströmender Frühling

An den Fußsohlen, in der Einbuchtung zwischen den Gelenksballen von Großzehen und Kleinzehen im Übergang zum Mittelfuß.
› Vom Partner sanft bis zu 10 Minuten massieren lassen.

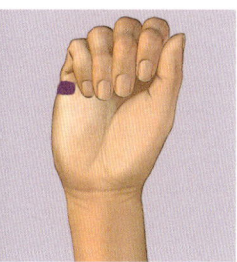

Hintere Schlucht

Bilden Sie eine leichte Faust. Am Ende der Falte, in welcher die Kleinfingerspitze liegt, befindet sich an der Handaußenkante der Punkt.
› Akupressieren Sie 2 bis 3 Minuten.

Hexenschuss

Nach einer abrupten Bewegung oder beim Heben schwerer Lasten kann es zu plötzlich einschießenden Schmerzen im Lendenwirbelbereich kommen, auch Hexenschuss genannt. Wichtig: Holen Sie bei allen Wirbelsäulenbeschwerden fachärztlichen Rat ein! Bei akuten Schmerzen können Sie auch Schmerzpunkte akupressieren (ab Seite 77).

Diese Akupressurpunkte helfen

Stützende Stelle und **Mitte der Beugefalte** liegen auf dem Blasenmeridian und lockern und entkrampfen. Sie unterstützen die Muskellockerung und die Wiederherstellung der schmerzreduzierten Beweglichkeit.

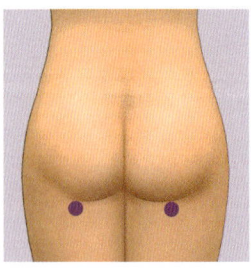

Stützende Stelle

Am besten mit Partnerhilfe in entspannter Bauchlage: Direkt unterhalb der Pobacken in der Mitte der Linie von Oberschenkelinnenseite und -außenseite.
> Drücken Sie mittelstark bis zu 10 Minuten.

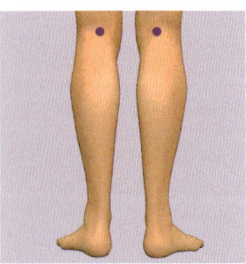

Mitte der Beugefalte

Wie der Name beschreibt, in der Mitte der Beugefalte des Kniegelenks. Dieser Bereich ist druckempfindlich.
> Drücken Sie sehr sanft etwa 2 bis 3 Minuten lang.

Ischias-/Bandscheibenprobleme

Der Ischiasnerv als einer der längsten Nervenstränge verläuft vom Kreuzbeinbereich mit all seinen Verzweigungen bis zu den Zehen. Meist entstehen die typisch ziehenden Schmerzen durch Wirbelverschiebungen, wodurch ein Nervenast eingeklemmt wird. Bewegungsschmerzen und entzündliche Prozesse können die Folge sein.

Diese Akupressurpunkte helfen

Die Punkte **Ka-Te** und **Insel der Mitte** wirken schmerzstillend, lockernd und entkrampfend auf die Rückenmuskulatur und ermöglichen freiere Bewegungen, die selbst wieder lockernd wirken.

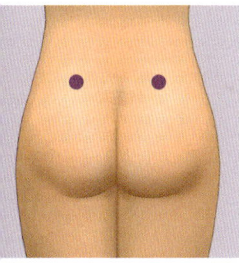

Ka-Te

Mit Partnerhilfe: Verlängern Sie die Rundungslinien der Pobacken von der Mitte nach oben und außen. An den höchsten Stellen liegen die Punkte.

> In entspannter Bauchlage mittelstark 3 Minuten akupressieren.

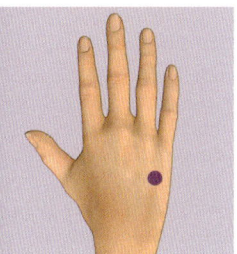

Insel der Mitte

In der Mitte der äußeren Furche der Mittelhandknochen liegt dieser oft sehr druckempfindliche Schmerzpunkt.

> Akupressieren Sie mittelstark 2 bis 3 Minuten lang.

Konzentrationsschwäche

Wir sind tagsüber zahlreichen Einflüssen ausgesetzt und sollen diese Reize ordnen, auswählen, wichtige von unwichtigen trennen. Das überfordert uns oft, und wir haben mentale und körperliche Energien nicht dort zur Verfügung, wo wir sie eigentlich brauchen. Schulkinder sollten möglichst früh konzentrationsfördernde Übungen lernen.

Diese Akupressurpunkte helfen

Beide **Spezialzonen** stehen in reflektorischer Beziehung zum Gehirn und zum Kopf als Steuerungszentrale. Die Aktivierung verbessert die energetische Gesamtversorgung des Kopfbereichs.

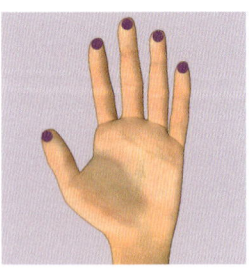

Spezialzonen Fingerkuppen

Drücken Sie die einzelnen Fingerkuppen jeweils abwechselnd und kräftig gegen die Daumenkuppe. Sie können auch die Fingerkuppen einzeln massieren.

> Etwa 3 Minuten pro Hand akupressieren.

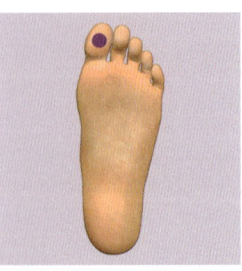

Spezialzone Großzehenbeere

Im Schneidersitz erreichen Sie die Punkte an beiden Zehen am einfachsten. Ihr Partner kann die Punkte auch gleichzeitig massieren.

> Bei mittlerem Druck etwa 5 Minuten akupressieren.

Kopfschmerzen/Migräne

Bei Kopfschmerzen ist der Kopf selbst meist in Ordnung. Das Symptom weist oft auf andere Probleme hin: Übermüdung, Hunger, Stress, Verspannungen sind häufig Auslöser. Schmerzstillende Medikamente allein unterdrücken oft nur die Schmerzwahrnehmung. Sorgen Sie für Ruhe, Entspannung und für ausreichende Bewegung!

Diese Akupressurpunkte helfen

Das **Göttliche Tor** ist ein ausgleichender Energiepunkt auf dem Herzmeridian. Der **Treffpunkt der 3 Yin** ist ein Yin-Zentrum und damit zuständig für Kopfschmerzen im Zusammenhang mit dem Menstruationszyklus.

K

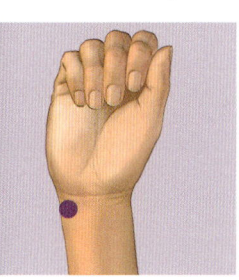

Göttliches Tor

Das Göttliche Tor liegt direkt hinter der Handgelenkslinie in der Verlängerung des Kleinfingers.

› Akupressieren Sie sanft bis mittelstark etwa 2 bis 3 Minuten.

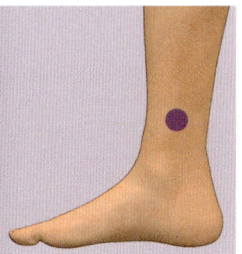

Treffpunkt der 3 Yin

4 Querfinger oberhalb des Innenknöchels. Legen Sie den ersten Finger direkt neben die höchste Stelle des Innenknöchels.

› Drücken Sie im Muskelbereich sanft etwa 3 Minuten.

Kopfschmerzen / Migräne

Kopfschmerzen können auf eine gestörte Balance zwischen der Verstandes- und der Gefühlsenergie, zwischen **oben** und **unten** hinweisen. Akupressieren Sie bei Kopfschmerzen auch allgemeine Schmerzpunkte (ab Seite 77). Drücken Sie nicht zu viele Punkte hintereinander. Warten Sie etwa 15 Minuten die Reaktionen auf die einzelnen Punkte ab.

Diese Akupressurpunkte helfen

Der **Schwanz des Fisches** ist ein klassischer Punkt gegen Kopfschmerzen. Die drei **Spezialpunkte** richten sich gezielt auf die Zentren der Schmerzwahrnehmung: Stirnbereich, Schädeldach und Hinterkopf.

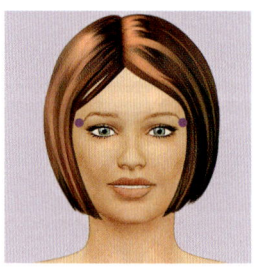

Schwanz des Fisches

Am äußeren Ende des knöchernen Randes unmittelbar unter der Augenbraue, in einer leichten Vertiefung. Links und rechts gleichzeitig mit den Zeigefingern.

> Drücken Sie mittelstark bis zu 3 Minuten.

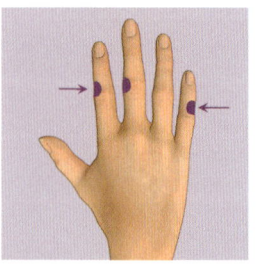

Vorderkopf-, Scheitel- und Hinterhauptpunkt

Jeweils am zweiten Gelenk von Zeigefinger (innen), Mittelfinger (innen) und Kleinfinger (außen).

> Akupressieren Sie in Pfeilrichtung kräftig etwa 4 Minuten.

Krampfadern

Anfangs mehr ein kosmetisches Problem, können Krampf-
adern im fortgeschrittenen Stadium vielfache Beschwerden
verursachen: Dauerndes Schweregefühl in den Beinen,
vermehrte Wadenkrämpfe und ein oft sehr schmerzhaftes
Ziehen in den betroffenen Beinbereichen. Akupressur hilft
gegen die Schmerzen und das Schweregefühl.

Diese Akupressurpunkte helfen

Die **Höchste Attacke** und der **Berg der Götter** wirken
hauptsächlich schmerzlindernd über die Produktion
körpereigener Schmerzmittel (Endorphine). Der **Berg
der Götter** wirkt als Meisterpunkt der Schmerzen.

K

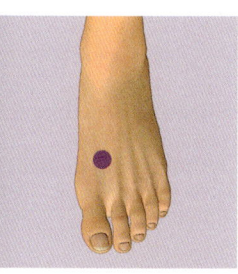

Höchste Attacke

Am Ende der Furche zwischen
erstem und zweitem Mittelfußknochen.
> Akupressieren Sie
  mittelstark etwa 3 bis
  4 Minuten.

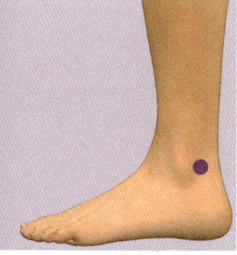

Berg der Götter

Auf der Fußaußenseite, direkt
hinter dem Knöchel.
> Akupressieren Sie mittel-
  stark, bei Bedarf auch
  mehrmals täglich. Die
  Dauer wird von der
  Schmerzsituation
  bestimmt.

Kreislaufprobleme/Schwindel

Die alltäglichen Schwankungen gehen einher mit Müdigkeit, Blässe, Unlust, Antriebsschwäche und Startproblemen am Morgen. Beginnen Sie aktiv ein Kreislauf- und Durchblutungstraining mit einem abgestimmten Bewegungsprogramm, mit Bürstenmassage und Wechselduschen! Bei schweren Herz- und Kreislauferkrankungen sollten Sie auf Akupressur verzichten (Seite 21).

Diese Akupressurpunkte helfen

Der **Konzentrierte Angriffspunkt** und die **Überschlagende Welle** wirken ausgleichend auf das Kreislaufsystem. Der **Innere Grenzwall** stärkt ebenfalls die Kreislaufregulation.

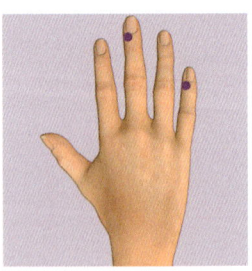

Konzentrierter Angriffspunkt/Überschlagende Welle

In den Nagelfalzwinkeln von Klein- und Mittelfinger.
> Akupressieren Sie mittelstark bis kräftig jeweils etwa 4 Minuten.

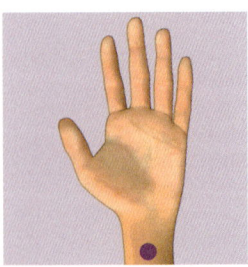

Innerer Grenzwall

3 Querfinger hinter der Handgelenkslinie in der Verlängerung des Mittelfingers.
> Akupressieren Sie mit sanftem Druck etwa 4 Minuten.

Kreislaufprobleme/Schwindel

Achten Sie beim Kreislauftraining darauf, dass Sie die Belastungen nur langsam steigern! Kombinieren Sie bei Bedarf die Punkte bei Durchblutungsstörungen an Händen und Füßen (ab Seite 50) sowie die Punkte bei Blutdruckproblemen (ab Seite 47). Akupressur hilft, wenn Kreislaufprobleme und damit verbundener Schwindel auf vegetative Fehlsteuerungen zurückzuführen sind.

Diese Akupressurpunkte helfen

Der Punkt **Meer der Energie** aktiviert den sogenannten Kleinen Energieumlauf. Der **Spezialpunkt Nasenwurzel** versorgt den Kopf.

K

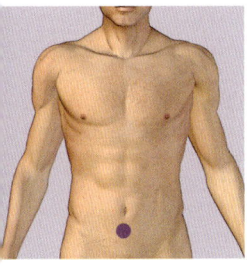

Meer der Energie

3 Querfinger unterhalb des Nabels. Kneten Sie Haut und Gewebe zwischen Daumen und Zeigefinger.
› Akupressieren Sie kräftig 3 Minuten lang.

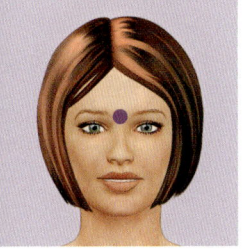

Spezialpunkt Nasenwurzel

An der Basis der Nasenwurzel zwischen den Augenbrauen. Der Zeigefinger massiert mit mäßigem Druck gegen die Stirn.
› Drücken Sie etwa 3 Minuten lang.

Menstruationsprobleme

Unregelmäßige Zyklen und ziehende, oft krampfartig auftretende Schmerzen im Unterbauch – daran leiden viele, vor allem auch junge Frauen. Die Beschwerden werden durch Störungen im Hormonhaushalt hervorgerufen, psychische Faktoren spielen dabei eine Rolle. Körperliche und geistige Leistungsfähigkeit sind oft herabgesetzt.

Diese Akupressurpunkte helfen

Der **Treffpunkt der 3 Yin** ist aufgrund seiner Energiequalität (loslassen und aufnehmen) dem Menstruationsgeschehen zugeordnet. Der **Hervorströmende Frühling** stabilisiert die vegetative Regulation.

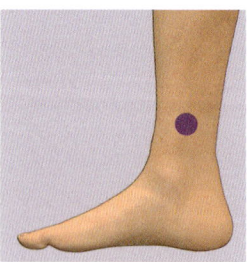

Treffpunkt der 3 Yin

4 Querfinger oberhalb des Innenknöchels. Legen Sie den ersten Finger direkt neben die höchste Stelle des Innenknöchels.

> Akupressieren Sie im Muskelbereich sanft etwa 3 Minuten lang.

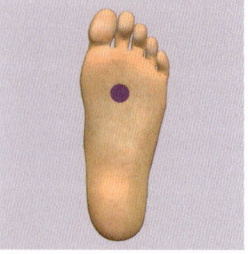

Hervorströmender Frühling

An den Fußsohlen, in der Einbuchtung zwischen den Gelenksballen von Groß- und Kleinzehen im Übergang zum Mittelfuß.

> Vom Partner sanft etwa 10 Minuten massieren lassen.

Nasenbluten

Neben äußeren Einwirkungen (Schlag oder Sturz) gibt es auch die Möglichkeit innerer Blutungen im Kopf. Ziehen Sie bei anhaltendem Nasenbluten oder einer der Blutung vorangegangenen Kopfverletzung einen Arzt zurate! Ansonsten: Eisbeutel in den Nacken legen, nicht schnäuzen, Kopf nicht zurück in den Nacken legen! Häufige Ursache sind auch trockene Nasenschleimhäute, die aufreißen.

Diese Akupressurpunkte helfen

Das **Tal der Senke** wirkt als Meisterpunkt regulierend auf die Durchblutung der Schleimhäute. Der **Spezialpunkt Kleinfinger** entstammt einer alten Tradition.

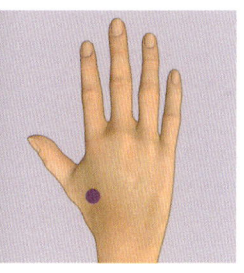

Tal der Senke

Pressen Sie den Daumen an den Zeigefinger, das Gewebe wölbt sich. Suchen Sie die höchste Stelle, und entspannen Sie wieder.
› Drücken Sie mittelstark etwa 2 Minuten.

N

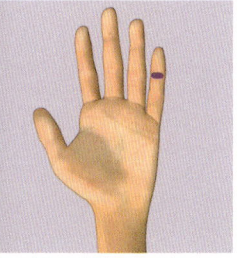

Spezialpunkt Kleinfinger

Auf der Handinnenseite entlang der ersten Gelenksfurche am Kleinfinger.
› Drücken Sie rhythmisch mit dem Daumennagel im Sekundentakt etwa 20- bis 30-mal.

Nebenhöhlenentzündung

Akupressur ist bei chronischen Reizzuständen und in akuten Phasen eine wirksame Vorbeugung und eine sinnvolle Ergänzung zu allen anderen schleimhautabschwellenden und entzündungshemmenden Maßnahmen. Rechtzeitige Akupressur hilft, die Ausbreitung der Entzündungserscheinungen in den Kiefer- und Stirnhöhlenbereich zu verhindern.

Diese Akupressurpunkte helfen

Die **Vierfache Helligkeit** wirkt regulierend und durchblutungsfördernd. Der Meisterpunkt der Schleimhäute, das **Tal der Senke**, versorgt die Mund- und Nasenschleimhäute.

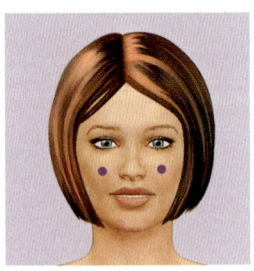

Vierfache Helligkeit

An der Jochbeinkante, direkt unterhalb der Augenmitte, fingerbreit darunter ist eine leichte Vertiefung.
> Gleichzeitig sanft einige Minuten, im Akutfall mehrmals täglich drücken.

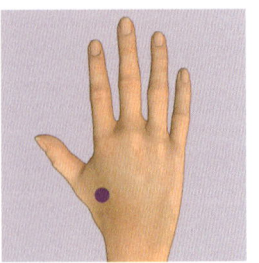

Tal der Senke

Pressen Sie den Daumen an den Zeigefinger, das Gewebe wölbt sich. Suchen Sie die höchste Stelle, und entspannen Sie wieder.
> Drücken Sie mehrmals täglich leicht etwa 4 Minuten.

Ohrenschmerzen

Die Ursachen können unterschiedlich sein. Entzündungen im äußeren Gehörgang oder im Mittelohr führen meist zu fieberhaften Reaktionen mit stark pulsierenden Schmerzen. Auf jeden Fall ist eine fachärztliche Diagnose vorzunehmen, da es bei falscher Versorgung langfristig auch zu Hörschäden kommen kann. Zur Linderung der Beschwerden auch die akuten Schmerzpunkte (ab Seite 77) anwenden.

Diese Akupressurpunkte helfen

Drücken Sie beide Punkte links und rechts gleichzeitig. Sie regulieren die energetische Versorgung im Ohrenbereich und wirken beruhigend und energieableitend.

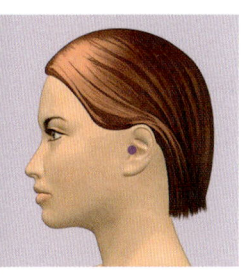

Palast des Gehörs

Am Knorpelvorsprung am Anfang des Gehörgangs.
> Kneten Sie diese Stelle mit leichtem Zangengriff mit Daumen und Zeigefinger etwa 3 Minuten lang.

O

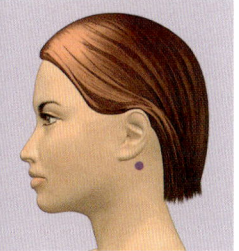

Schutz vor dem Wind

Hinter der Ohrmuschel, unterhalb des Ohrläppchens in Richtung Haaransatz spüren Sie einen leichten Knochenvorsprung, den Warzenfortsatz.
> Mit leichtem Druck 2 Minuten akupressieren.

Rauchen/Nikotinentwöhnung

Rauchen ist vielfach nur ein erlerntes, gewohntes Verhaltensmuster. Bei ausgeprägter Sucht bedarf die Entwöhnung therapeutischer Unterstützung. Rauchen beinhaltet hohe Risiken für viele organische Störungen. Für die Stärkung der psychovegetativen Grundregulierung ist auch der Punkt **Göttlicher Gleichmut** (Seite 71) zuständig.

Diese Akupressurpunkte helfen

Kein Akupressurpunkt nimmt Ihnen die Entscheidung ab, mit dem Rauchen aufzuhören. Sind Sie aber festen Willens, dann kann die energetische Aktivierung über die beiden Punkte Ihre Durchhaltekraft stärken.

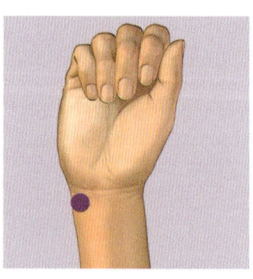

Göttliches Tor

Direkt hinter der Handgelenkslinie in der Verlängerung des Kleinfingers.

> Akupressieren Sie sanft bis mittelstark 5 Minuten lang morgens, mittags und abends.

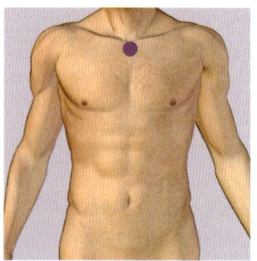

Spezialpunkt Cha-ba-ex

Am oberen Ende des Brustbeins, noch auf der Knorpelverbindung. Nicht in die empfindliche Kehlkopfgrube abrutschen!

> Beginnen Sie sanft, und drücken Sie etwa 5 Minuten 3-mal täglich.

Reisekrankheit

Eine Fehlleitung der motorischen Impulse der vegetativen Steuerung des Nervensystems führt zu Übelkeit, Schweißausbrüchen, Erbrechen und Kreislaufbeschwerden. Atmen Sie bewusst, entspannt und tief, und konzentrieren Sie sich längere Zeit auf einen ganz konkreten Punkt in der Umgebung – auch das hilft! Und selbstverständlich Akupressur!

Diese Akupressurpunkte helfen

Die Punkte wirken stark harmonisierend auf die Funktionsbereiche des Magens, sedierend auf die Motorik des Magen- und Darmtrakts und beruhigend auf das Vegetativum.

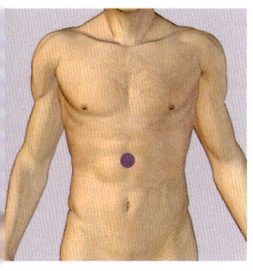

Zentrum des Magens

Befindet sich in der Mitte zwischen Nabel und unterem Ende des Brustbeins.
› Akupressieren Sie sanft etwa 3 Minuten lang, bei Bedarf mehrmals täglich wiederholen.

R

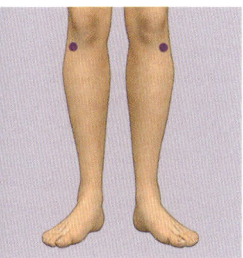

Göttlicher Gleichmut

In der deutlich spürbaren Vertiefung 4 Querfinger unterhalb der äußeren Kniegelenksgrube.
› Drücken Sie diesen Punkt gleichzeitig auf beiden Beinen etwa 5 Minuten.

Rheumatische Beschwerden

Für die vielen Beschwerdebilder des rheumatischen For-
menkreises entsprechende Punkte zu empfehlen ist schwierig. Es bieten sich ein Schmerzpunkt und ein Energiepunkt
an. Im Hintergrund vieler Störungen bei Rheuma steht der
Bewegungsschmerz. Viele Menschen empfinden schon die
Schmerzlinderung als wesentliche Hilfe.

Diese Akupressurpunkte helfen

Die **Insel der Mitte** wirkt als Schmerzpunkt. Mit dem
energetisch wirksamen Punkt **Treffpunkt der 3 Yin** setzen
wir am Prinzip »etwas in Bewegung bringen« an und ver-
suchen, energetische Blockaden zu überwinden.

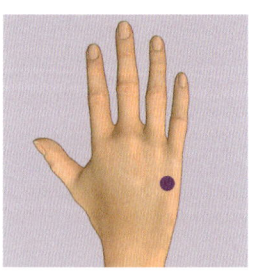

Insel der Mitte

Dieser oft sehr druckemp-
findliche Schmerzpunkt liegt
in der Mitte der äußeren Furche der Mittelhandknochen.
> Akupressieren Sie mittel-
  stark 2 bis 3 Minuten.

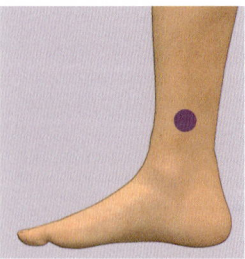

Treffpunkt der 3 Yin

4 Querfinger oberhalb des
Innenknöchels. Legen Sie
den ersten Finger direkt
neben die höchste Stelle
des Innenknöchels.
> Akupressieren Sie im Mus-
  kelbereich sanft etwa 3
  Minuten.

Rückenschmerzen/Kreuzschmerzen

Nach der Yin-Yang-Lehre ist der Rücken dem Yang-Prinzip zugeordnet. Der Rücken ist also Aktivität und Bewegung. Rücken- oder Wirbelsäulenbeschwerden schränken die Teilnahme am Leben deutlich ein. Viele Verspannungen entlang des Rückens sind durch einfühlsames, sanftes Streichen mit den Händen deutlich zu verbessern.

Diese Akupressurpunkte helfen

Die **Spezialpunkte** stammen aus der Tradition chinesischer Reisbauern, die stundenlang in gebückter Haltung gearbeitet haben. Die beiden anderen Punkte wirken speziell bei Nackenverspannungen.

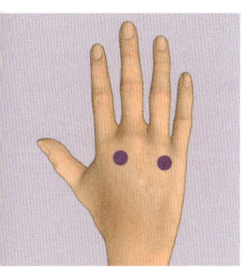

Spezialpunkte Nacken/Rücken

Nackenpunkt: unmittelbar hinter den Knöcheln von Zeige- und Mittelfinger. Kreuzschmerzpunkt: hinter den Gelenken von Ring- und Kleinfinger am Furchenanfang.
> 4 Minuten lang drücken.

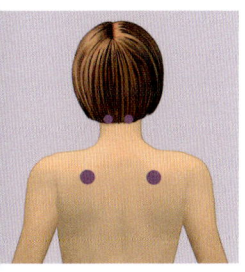

Himmelssäule / Gewundene Mauer

Am unteren Haaransatz des Hinterkopfs, etwa 2 Querfinger seitlich der Mittellinie und am inneren oberen Rand des Schulterblatts.
> Ein Partner akupressiert 3 bis 4 Minuten.

R

Rückenschmerzen/Kreuzschmerzen

Beugen Sie einseitigen Belastungen des Rückens durch gezielte Ausgleichsbewegungen vor! Tragen Sie Ihre Tasche abwechselnd in der einen und in der anderen Hand. Strecken und dehnen Sie sich mehrmals am Tag – ähnlich wie eine Katze oder ein Hund! Kombinieren Sie im Bedarfsfall mit den Schmerzpunkten (ab Seite 77).

Diese Akupressurpunkte helfen

Die **Insel der Mitte** ist als Schmerzpunkt an der Hand bestens für den Alltagseinsatz geeignet. Das Teilen der **locus-dolendi-Punkte** schafft einen energetischen Ausgleich im betroffenen Gewebe.

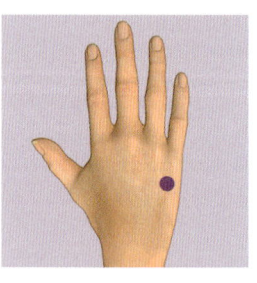

Insel der Mitte

In der Mitte der äußeren Furche der Mittelhandknochen liegt dieser oft sehr druckempfindliche Schmerzpunkt.
> Akupressieren Sie mittelstark 2 bis 3 Minuten.

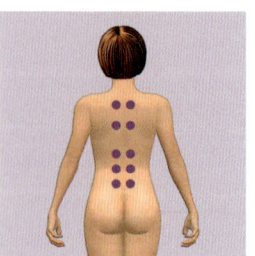

locus-dolendi-Punkte

Alle schmerzenden Stellen entlang der Wirbelsäule oder am Rücken.
> Lassen Sie in Bauchlage mit der Grifftechnik des Teilens (Seite 24) einen Partner mit sanftem Druck akupressieren.

Schlafprobleme: Durchschlafstörungen

Wenn Sie ohne Probleme einschlafen, aber nach wenigen Stunden wieder aufwachen, Vorsicht vor dem schnellen Griff nach Schlaftabletten! Die Gewöhnungsgefahr ist sehr groß. Vergleichen Sie den Zeitpunkt Ihres Aufwachens mit der Meridianuhr (Seite 14). Vielleicht erhalten Sie dort einen Hinweis auf Funktionsstörungen.

Diese Akupressurpunkte helfen

Die **Spezialzonen** an den Fingerkuppen sind Konzentrationspunkte. Der Punkt **Stadt der Mitte** liegt auf dem Lebermeridian. Dieser steuert wesentlich die Yin-Energie, also Ruhe, Ausgleich und Erholung.

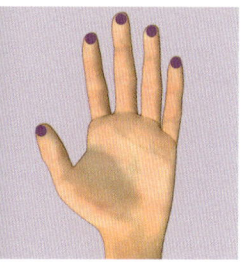

Spezialzonen Fingerkuppen

Drücken Sie die einzelnen Fingerkuppen jeweils abwechselnd und kräftig gegen die Daumenkuppe. Sie können auch die Fingerkuppen einzeln massieren.
> Etwa 3 Minuten pro Hand akupressieren.

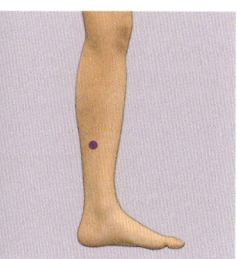

Stadt der Mitte

Auf der Innenseite der Unterschenkel in der Mitte zwischen Kniegelenk und Knöchel.
> Drücken Sie Richtung Muskel sanft kreisend abends etwa 3 Minuten.

S

Schlafprobleme: Einschlafstörungen

Sie kennen vielleicht den Teufelskreislauf: Sie können
nicht einschlafen, werden immer unruhiger – und wer
kann schon entspannt einschlafen, wenn er innerlich auf-
gewühlt ist? Meist sind die Leitungen für das Ruhesignal
(Yin-Information) durch zu starke Gehirnaktivität oder
seelische Belastungen blockiert.

Diese Akupressurpunkte helfen

Die psychovegetative Regulation des **Göttlichen Gleich-
muts** können Sie verstärken, indem Sie abends einige
Tropfen kalt gepresstes Distelöl einmassieren. Der **Spezialpunkt** setzt beruhigende und ordnende Energien frei.

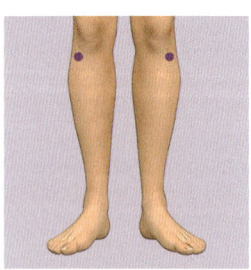

Göttlicher Gleichmut

In der deutlich spürbaren
Vertiefung 4 Querfinger
unterhalb der äußeren
Kniegelenksgrube.
› Drücken Sie an beiden
  Beinen gleichzeitig etwa
  5 Minuten lang.

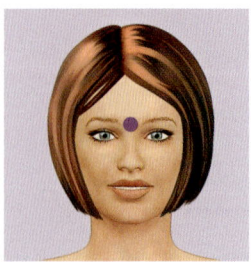

Spezialpunkt
Augenbrauenmitte

Der Spezialpunkt an der
Stirn liegt direkt zwischen
den Augenbrauen.
› Drücken Sie sanft und langsam kreisend etwa
  4 Minuten lang.

Schmerzen: akut und chronisch

Schmerzen gelten in der Medizin noch nicht allzu lange als eigenes Krankheitsbild. Lange ordnete man Schmerzen organischen oder anatomischen Störungen und Fehlfunktionen zu. Unter starkem Stress schützt sich der Körper durch erhöhte Ausschüttung von Schmerzmitteln. Akupressur aktiviert diesen Reaktionsmechanismus.

Diese Akupressurpunkte helfen

Durch die Stimulierung der Schmerzpunkte wird die Produktion körpereigener Schmerzmittel und neurochemischer Reaktionsstoffe angeregt: Endorphine, Encephaline, Adrenalin, Noradrenalin.

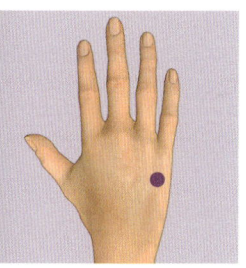

Insel der Mitte

In der Mitte der äußeren Furche der Mittelhandknochen liegt dieser oft sehr druckempfindliche Schmerzpunkt.
> Akupressieren Sie mittelstark 2 bis 3 Minuten lang.

S

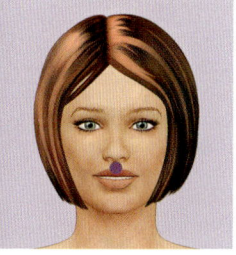

Zentrum des Menschen

Bei akuten Schmerzen im Kopfbereich. Zwischen Nase und Oberlippenrand.
> Drücken Sie die Oberlippe mit leichtem Zangengriff mit Daumen (innen) und Zeigefinger (außen) 2 Minuten lang.

Schmerzen: akut und chronisch

Die Schmerztherapie ist ein klassisches Einsatzgebiet der Akupunktur. Mit großartigen Erfolgen in der Schmerzbehandlung (zum Beispiel Nadelstichanalgesie/Kreuzstich) wurde die Akupunktur auch im Westen berühmt und anerkannt. Auch die Akupressur eignet sich hervorragend zur wirksamen und nebenwirkungsfreien Behandlung von akuten und chronischen Schmerzen.

Diese Akupressurpunkte helfen

Die **Höchste Attacke** wird bei starken Schmerzen akupressiert, vom Verletzungsschmerz bis zur Migräneattacke. Der **Berg der Götter** wirkt als Meisterpunkt der Schmerzen.

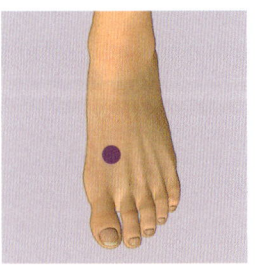

Höchste Attacke

Am Ende der Furche zwischen erstem und zweitem Mittelfußknochen. Sanft beginnen, meist ist diese Stelle sehr druckempfindlich.
> Die Akupressur kann 3 bis 5 Minuten dauern.

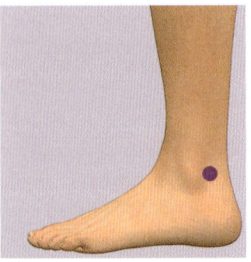

Berg der Götter

Auf der Fußaußenseite, direkt hinter dem Knöchel.
> Akupressieren Sie mittelstark, bei Bedarf auch mehrmals täglich. Die Dauer wird von der Schmerzsituation bestimmt.

Schnupfen/Heuschnupfen

Unspezifische Virusinfektionen, allergische Reaktionen, aber auch ein einfaches »Verschnupftsein« im Sinne einer angeschlagenen psychischen Grundstimmung mit geschwächter Immunabwehr stehen in Zusammenhang mit Schnupfen. Ergänzen Sie Ihre Behandlung nach Bedarf mit Punkten aus dem Beschwerdebild Nebenhöhlenentzündungen (Seite 68).

Diese Akupressurpunkte helfen

Das **Tal der Senke** wirkt als Meisterpunkt der Schleimhäute. **Meister des Duftes** und **Getreidespeicher** wirken entzündungshemmend und durchblutungsfördernd.

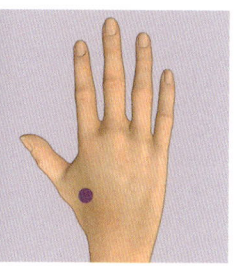

Tal der Senke

Pressen Sie den Daumen an den Zeigefinger, das Gewebe wölbt sich. Suchen Sie die höchste Stelle, und entspannen Sie wieder.
› Drücken Sie diesen Punkt sanft bis mittelstark etwa 3 bis 5 Minuten lang.

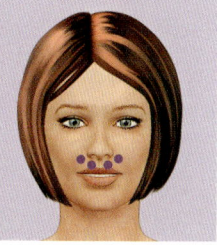

Meister des Duftes/ Getreidespeicher

Seitlich der Nasenflügel in einem Grübchen und unterhalb der Nasenöffnungen.
› Akupressieren Sie abwechselnd beide Punkte paarweise etwa 4 Minuten, auch mehrmals täglich.

S

Schulter- und Nackenverspannungen

Schulter- und Nackenprobleme haben nicht selten ihren Ursprung in einseitiger Haltung (langes Sitzen im Büro, am Computer), in welcher Kopf und Arme überwiegend nach vorn aktiv werden. Ändern wir die Bewegungsrichtung, dann wird im Schulterbereich ein ziehender Schmerz spürbar, der sich meistens auf mehrere, sehr druckempfindliche Stellen erstreckt.

Diese Akupressurpunkte helfen

Die **locus-dolendi-Punkte** wirken im Zentrum des Schmerzes gegen die gestaute Energie ableitend und sedierend. Die **Insel der Mitte** wirkt schmerzstillend und krampflösend.

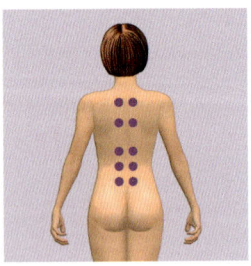

locus-dolendi-Punkte

Schmerzende Stellen durch leichtes Drücken suchen. Wirkt sehr entspannend, wenn links und rechts gleichzeitig massiert wird.

› Den Schmerz durch sanftes Kreisen »verreiben« lassen.

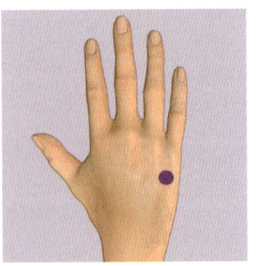

Insel der Mitte

In der Mitte der äußeren Furche der Mittelhandknochen liegt der oft sehr druckempfindliche Schmerzpunkt.

› Akupressieren Sie mittelstark 2 Minuten, bei akuter Problemen auch mehrmals täglich.

Sexuelle Stimulation

Ein befriedigendes Sexualleben braucht eine Atmosphäre der Entspannung, muss frei sein von Angst, Schuldgefühlen und Leistungszwängen. Nicht selten spielen innere Konfliktsituationen, allgemeine Kommunikationsprobleme oder unbewusste Ängste eine Rolle bei sexuellen Problemen. Offene Gespräche und gemeinsame Akupressur können hilfreiche Schritte zur Veränderung sein.

Diese Akupressurpunkte helfen

Die Punkte wirken kräftigend und aktivierend. Der **Taubenschwanz** wird gegen vorzeitigen Samenerguss akupressiert, am besten vor und während des Geschlechtsverkehrs.

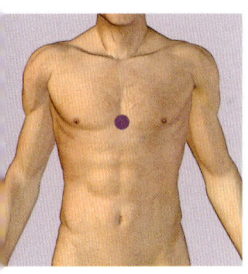

Taubenschwanz

Am unteren Ende des Brustbeins.
› Sanft bis mittelstark jeweils 2 Minuten lang akupressieren – auch während des Geschlechtsverkehrs.

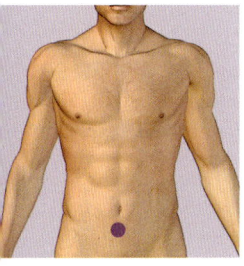

Meer der Energie

3 Querfinger unterhalb des Nabels liegt jener Punkt, der Energien im Beckenboden mobilisiert.
› Akupressieren Sie diese Stelle kräftig 2 Minuten lang.

S

Stress und Prüfungsangst

Stress ist zunächst positiv zu sehen und setzt entsprechende Energien frei. Belastend auf unser Gesamtbefinden wirkt der Dauerstress, der uns zu wenige Möglichkeiten bietet, die durch Stress freigesetzte Energie auch entsprechend abzuführen oder auszuleben. Viele äußere Faktoren erzeugen innere Unruhe und Nervosität. Akupressur kann helfen, gelassen zu bleiben und ruhig zu reagieren.

Diese Akupressurpunkte helfen

Der **Göttliche Gleichmut** macht uns ruhig und lässt uns Dinge mit Gelassenheit betrachten. Die **Spezialzonen** an der Hand unterstützen unsere Konzentrationsfähigkeit.

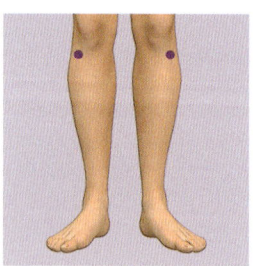

Göttlicher Gleichmut

In der deutlich spürbaren Vertiefung 4 Querfinger unterhalb der äußeren Kniegelenksgrube.
> Drücken Sie an beiden Beinen gleichzeitig etwa 3 bis 4 Minuten lang.

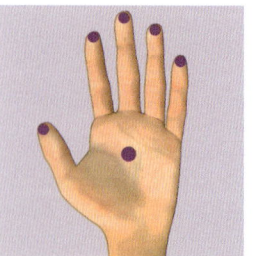

Fingerkuppen/ Handzentrum

Drücken Sie die einzelnen Fingerkuppen jeweils abwechselnd und kräftig gegen die Daumenkuppe.
> Massieren Sie Fingerkuppen und Handzentren etwa 3 Minuten pro Hand.

Übergewicht

Unser Essverhalten richtet sich oft nicht nach der notwendigen Energie- und Nährstoffzufuhr, sondern nach der seelischen Befindlichkeit. Häufig ist der plötzlich auftretende Heißhunger Ausdruck des Verlangens nach Zuwendung, Versorgung und Zärtlichkeit. Akupressur bekämpft Heißhungerattacken und hilft ganz sicher, wenn Sie statt zu essen akupressieren!

Diese Akupressurpunkte helfen

Mit den Punkten **Auslöschender See** und **Zentrum des Menschen** werden die Steuerzentralen für unser natürliches Hunger- und Sättigungsgefühl wirkungsvoll aktiviert.

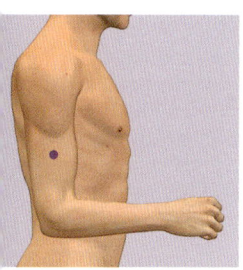

Auslöschender See

Halbieren Sie die Strecke zwischen Schulter und Ellbogen. Ebenso die Linie zwischen vorderer und hinterer Begrenzung bei Seitenansicht.

> Akupressieren Sie rhythmisch sanft 30- bis 40-mal.

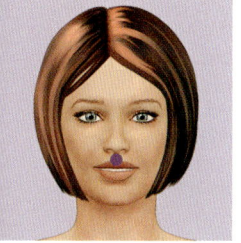

Zentrum des Menschen

Zwischen Nase und Oberlippenrand. Drücken Sie die Oberlippe mit Zangengriff mit Daumen (innen) und Zeigefinger (außen).

> Kneten Sie diese Stelle etwa 90 Sekunden lang bei Heißhunger.

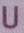

Vegetative Fehlsteuerung

Vegetative Dystonie, psychovegetative Disharmonie – die Begriffe sind oft beeindruckend, aber ebenso austauschbar. Sie beschreiben ein gestörtes Verhältnis von Spannung und Entspannung, von Aktivität und Ruhe, und die daraus resultierenden funktionellen organischen Beschwerden – vom nervösen Magen bis zum stolpernden Puls.

Diese Akupressurpunkte helfen

Große Vereinigung und **Göttlicher Gleichmut** schaffen eine Harmonisierung des Yin-Yang-Energieflusses und wirken regulierend auf die Kräfte des Vegetativums (Sympathikus und Parasympathikus).

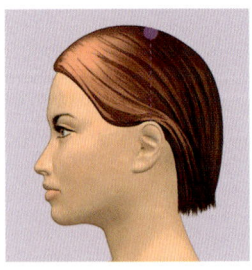

Große Vereinigung

Kreuzungspunkt von Symmetrieachse und der Linie, die Sie über den Kopf von einem Ohr zum anderen ziehen.
› Akupressieren Sie sanft etwa 4 Minuten lang.

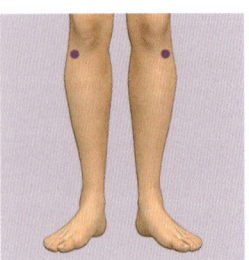

Göttlicher Gleichmut

In der deutlich spürbaren Vertiefung 4 Querfinger unterhalb der äußeren Kniegelenksgrube.
› Drücken Sie an beiden Beinen gleichzeitig etwa 3 bis 4 Minuten.

Verdauungsprobleme: Durchfall

Durchfall als Selbstreinigung des Körpers sollte nicht gewaltsam gestoppt werden. Wichtig ist, den Elektrolythaushalt durch Flüssigkeitszufuhr in Ordnung zu halten. Trinken Sie viel Mineralwasser oder Elektrolytmischungen aus der Apotheke. Durchfall als Beginn einer infektiösen Erkrankung muss medizinisch abgeklärt werden.

Diese Akupressurpunkte helfen

Zur Regeneration belasteter Darmschleimhäute wird der Meisterpunkt **Tal der Senke** aktiviert. Die **Spezialzone** hat, den Prinzipien chinesischer Massage folgend, aufbauende und kräftigende Wirkung.

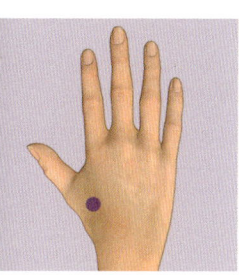

Tal der Senke

Pressen Sie den Daumen an den Zeigefinger, das Gewebe wölbt sich. Suchen Sie die höchste Stelle, und entspannen Sie wieder.
> Drücken Sie sanft etwa 4 Minuten.

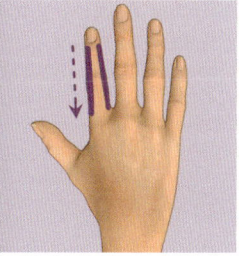

Spezialzone Zeigefinger

Seitenflächen der Zeigefinger.
> Schieben Sie mit Daumen und Zeigefinger der anderen Hand kräftig etwa 2 Minuten von der Fingerspitze Richtung Grundgelenk.

Verdauungsprobleme: Verstopfung

Bei einer gut funktionierenden Verdauung ist Stuhlgang durchschnittlich einmal pro Tag normal. Fehlernährung, träge Darmmotorik oder psychische Probleme sind oft Ursachen von Verstopfung. Ein funktionierender Darm ist angewiesen auf Bewegungsimpulse. Er will bewegt werden, um selbst seine Inhalte bewegen zu können.

Diese Akupressurpunkte helfen

Die Punkte der **Himmelsachse** wirken verdauungsregulierend und aktivieren die gesamte motorische Versorgung des Darmkanals. Die **Spezialzone** wirkt nach den Prinzipien der chinesischen Massage ableitend.

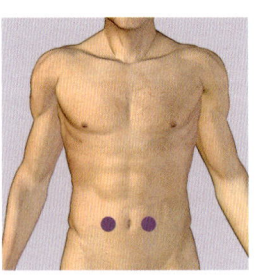

Himmelsachse

3 Querfinger links und rechts des Nabels.
> Am besten gleichzeitig mittelstark etwa 3 Minuten lang akupressieren.

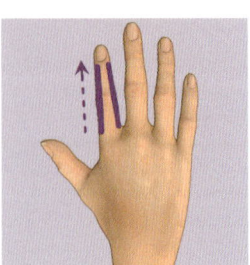

Spezialzone Zeigefinger

Seitenflächen der Zeigefinger.
> Schieben Sie mit Daumen und Zeigefinger der anderen Hand mit kräftigem Druck etwa 2 Minuten vom Grundgelenk Richtung Fingernagel.

Wechseljahrsbeschwerden

Die Veränderungen in der hormonellen Regulation stören die Balance von Körper und Psyche. Hitzewallungen, Labilität, innere Unruhe und andere Begleiterscheinungen können mit regelmäßiger Akupressur günstig beeinflusst werden. Zusätzlich wirken sich die Punkte der vegetativen Fehlsteuerung positiv aus (Seite 84).

Diese Akupressurpunkte helfen

Als Zentrum für die Yin-Energie ist bei Wechseljahrsbeschwerden der **Treffpunkt der 3 Yin** zuständig (Yin-Zentren an den Füßen, Seite 28). Der **Spezialpunkt Kinn** hat insgesamt eine stabilisierende sowie zentrierende Wirkung.

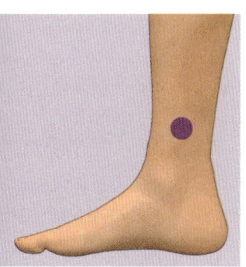

Treffpunkt der 3 Yin

4 Querfinger oberhalb des Innenknöchels. Legen Sie den ersten Finger direkt neben die höchste Stelle des Innenknöchels.
> Akupressieren Sie im Muskelbereich sanft etwa 3 Minuten lang.

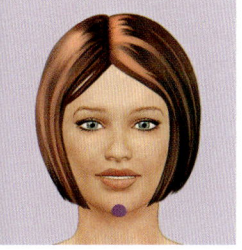

Spezialpunkt Kinn

In der Mitte des Kinns, direkt an der Knochenkante im Übergang zum Halsbereich.
> Bei Bedarf mehrmals täglich mittelstark etwa 3 Minuten akupressieren.

Zahn- und Kieferschmerzen

Sonntags oder feiertags – Zahnschmerzen kommen überraschend und häufig dann, wenn die Zahnarztpraxis geschlossen ist. Akupressur ersetzt natürlich keine medizinische Versorgung, aber die Zeit des Wartens kann mit wirksamen Behandlungen überbrückt werden. Kombinieren Sie bei heftigen und akuten Schmerzen auch mit den Punkten aus diesem Beschwerdebild (ab Seite 77).

Diese Akupressurpunkte helfen

Das **Zentrum des Menschen** wirkt beruhigend auf Mund und Kiefer. Der **Yang-Käufer** kann die Schmerzwahrnehmung auch während der Zahnarztbehandlung hemmen.

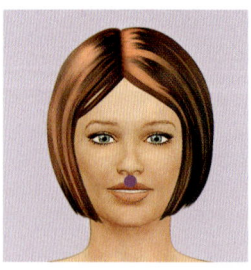

Zentrum des Menschen

Zwischen Nase und Oberlippenrand. Drücken Sie die Oberlippe mit Zangengriff mit Daumen (innen) und Zeigefinger (außen).

> Akupressieren Sie mit dem Zeigefinger mittelstark etwa 2 Minuten.

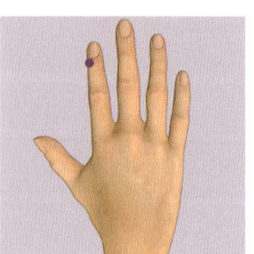

Yang-Käufer

Pressen Sie mit den Daumennagelkanten die inneren Nagelfalzwinkel der Zeigefinger.

> Drücken Sie 2 bis 3 Minuten lang auf diese Punkte.

Zum Nachschlagen

Bewährte Punkte im Alltag

Auf den folgenden Seiten sind die wichtigsten Akupressurpunkte übersichtlich zusammengefasst.

Punkte am Kopf

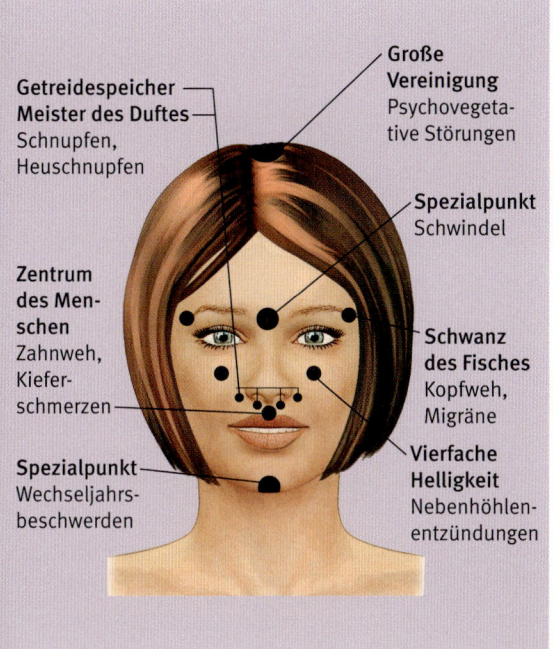

Punkte an der Hand

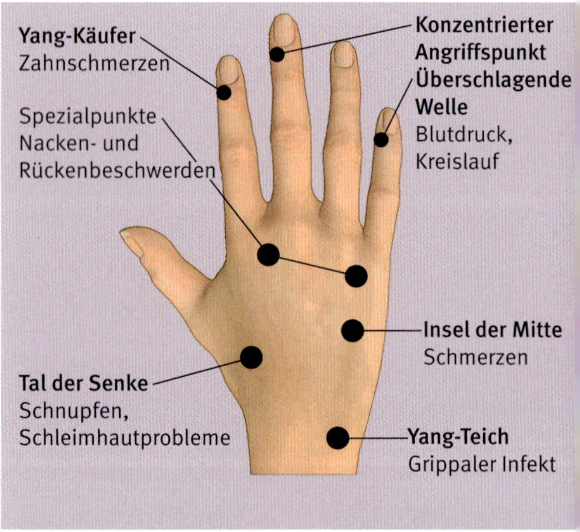

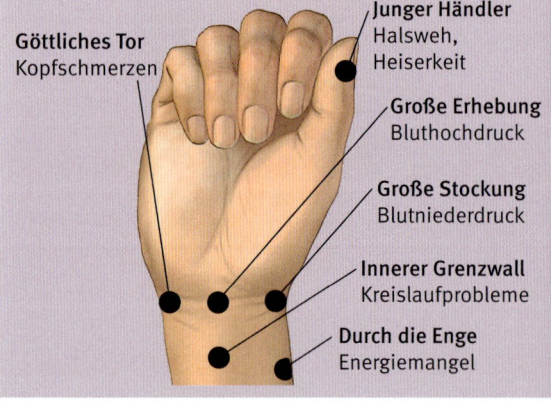

Yang-Käufer
Zahnschmerzen

Spezialpunkte
Nacken- und
Rückenbeschwerden

Tal der Senke
Schnupfen,
Schleimhautprobleme

**Konzentrierter
Angriffspunkt
Überschlagende
Welle**
Blutdruck,
Kreislauf

Insel der Mitte
Schmerzen

Yang-Teich
Grippaler Infekt

Göttliches Tor
Kopfschmerzen

Junger Händler
Halsweh,
Heiserkeit

Große Erhebung
Bluthochdruck

Große Stockung
Blutniederdruck

Innerer Grenzwall
Kreislaufprobleme

Durch die Enge
Energiemangel

Punkte am Fuß

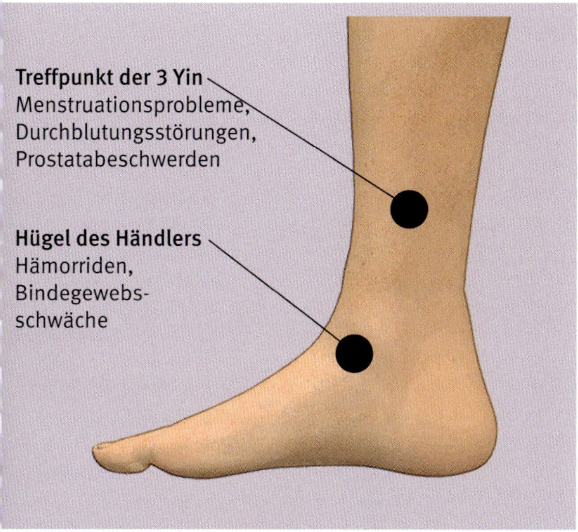

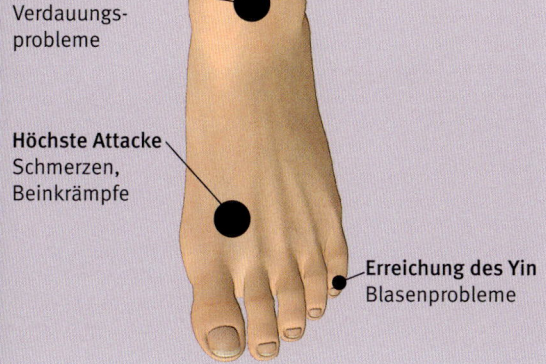

Treffpunkt der 3 Yin
Menstruationsprobleme,
Durchblutungsstörungen,
Prostatabeschwerden

Hügel des Händlers
Hämorriden,
Bindegewebs-
schwäche

Tauender Bach
Verdauungs-
probleme

Höchste Attacke
Schmerzen,
Beinkrämpfe

Erreichung des Yin
Blasenprobleme

Punkte an der Körpervorderseite

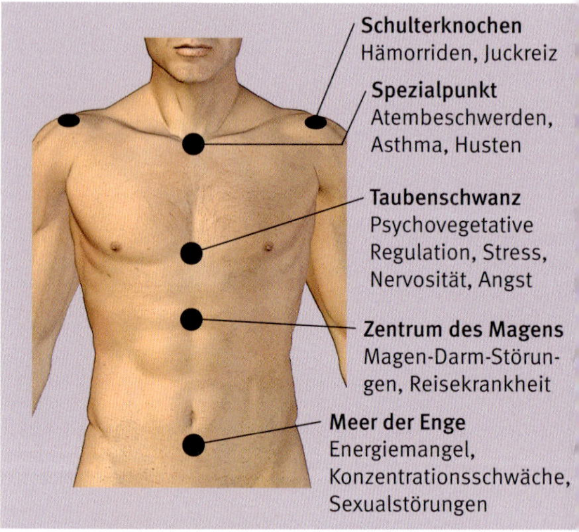

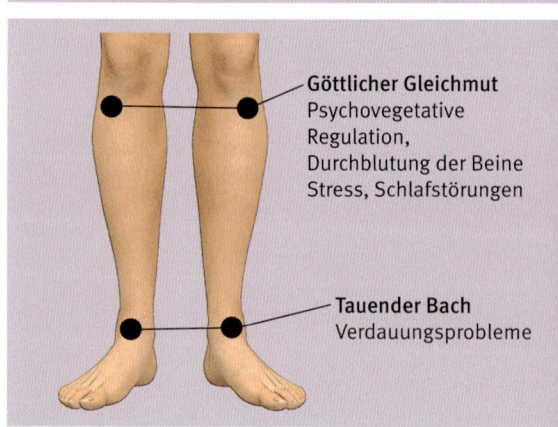

Schulterknochen
Hämorriden, Juckreiz

Spezialpunkt
Atembeschwerden,
Asthma, Husten

Taubenschwanz
Psychovegetative
Regulation, Stress,
Nervosität, Angst

Zentrum des Magens
Magen-Darm-Störun-
gen, Reisekrankheit

Meer der Enge
Energiemangel,
Konzentrationsschwäche,
Sexualstörungen

Göttlicher Gleichmut
Psychovegetative
Regulation,
Durchblutung der Beine
Stress, Schlafstörungen

Tauender Bach
Verdauungsprobleme

Bücher,
die weiterhelfen

Dahlke, Rüdiger: Das große Buch der ganzheitlichen Therapien, Integral, München

Dethlefsen, Thorwald/ Dahlke, Rüdiger: Krankheit als Weg, Goldmann, München

Noll, Andreas/Hemm, Dagmar: Die Organuhr, Gräfe und Unzer, München

Lowen, Alexander: Bioenergetik als Körpertherapie, Rowohlt, München

Wagner, Franz: Akupressur – Heilung auf den Punkt gebracht, Gräfe und Unzer, München

Wagner, Franz: Reflexzonen-Massage, Gräfe und Unzer, München

Adressen,
die weiterhelfen

Deutsche Akademie für Akupunktur, DAA e.V.
Osserstraße 40
81679 München

Deutsche Ärztegesellschaft für Akupunktur e.V.
Würmtalstraße 54
81375 München

Internationale Gesellschaft für Chinesische Medizin e.V.
Franz-Josef-Straße 38
80801 München

Zentralverband der Ärzte für Naturheilverfahren und Regulationsmedizin e.V.
Promenadenplatz 1
72250 Freudenstadt

Österreich:
Academy of Reflexology Austria
Achsengraben 12
4230 Pregarten

Österreichische Gesellschaft für Akupunktur
Huglgasse 1–3, 1150 Wien

GAMED - Wiener Internationale Akademie für Ganzheitsmedizin
Sanatoriumstrasse 2 / Gebäude G
1140 Wien

Schweiz:
Schweizerische Ärztegesellschaft für Aurikulomedizin und Akupunktur
Postfach 176, 8575 Bürglen

Verband der medizinischen Masseure der Schweiz vdms
Schachenallee 39
5000 Aarau

Links,
die weiterhelfen

www.ag-tcm.de
www.akupunktur.at
www.akupunktur.org
www.akupunktur.de
www.daegfa.de
www.meine-gesundheit.de
www.reflexology.at
www.shiatsu-therapie.de
www.tcm.de
www.zaen.de

Register

Impressum

© 2016 GRÄFE UND UNZER VERLAG GmbH, Postfach 860366, 81630 München

Aktualisierte Neuausgabe von »Akupressur«, GRÄFE UND UNZER VERLAG 2008, ISBN 978-3-8338-1424-2

Projektleitung: Yvonne Schnur
Satz und Lektorat: Maja Mayer für bookwise, München
Bildredaktion: Henrike Schechter
Gestaltung: independent Medien-Design GmbH, München, Horst Moser
Illustrationen: Deutscher Infografikdienst
Fotos: Cover: Johannes Rodach; U4: beide: Astrid M. Obert
Syndication: www.imageprofessionals.com
Produktion: Gloria Pall
Reproduktion: Repro Ludwig, Zell am See
Druck und Bindung: Dimograf

ISBN 978-3-8338-5291-6

7. Auflage 2025